I0700470

DIETA DASH 2025

110 Receitas Novas estratégias Alimentares para uma vida Saudável Uma abordagem Moderna à saúde e ao Bem-estar

KLARLOCK

© Copyright 2024 Todos os direitos reservados.

Nenhuma parte deste livro pode ser reproduzida de qualquer forma ou por qualquer meio, eletrônico ou mecânico, incluindo sistemas de armazenamento e recuperação de informações, sem permissão por escrito do autor. Todos os direitos reservados. Os respectivos autores possuem todos os direitos autorais não pertencentes ao editor. Todas as marcas registradas, marcas de serviço, nomes de produtos e traços de caráter mencionados neste livro são considerados propriedade de seus respectivos proprietários e são usados apenas para referência.

ISENÇÃO DE RESPONSABILIDADE

Este livro tem como objetivo fornecer material útil e informativo sobre os temas abordados na publicação. Ele é vendido com o entendimento de que o autor e o editor não estão envolvidos na prestação de quaisquer serviços médicos, de saúde ou outros serviços profissionais pessoais no livro. O leitor deve consultar seu médico, profissional de saúde ou outro profissional competente antes de adotar qualquer sugestão deste livro ou tirar qualquer conclusão. O autor e o editor isentam-se expressamente de qualquer responsabilidade, perda ou risco, pessoal ou não, decorrente, direta ou indiretamente, do uso e aplicação de qualquer conteúdo deste livro.

OBSERVAÇÃO

Todas as receitas deste livro foram elaboradas para quatro pessoas. Para esta quantidade devem ser considerados os ingredientes indicados nas receitas. Caso seja necessário alterar a porção, recomenda-se ajustar proporcionalmente as doses dos ingredientes. Recomenda-se também seguir atentamente as instruções de preparo e cozimento para obter o melhor resultado. No contexto deste livro, quando nos referimos a "uma xícara" como unidade de medida de ingredientes, queremos dizer usar uma xícara de cozinha padrão com capacidade de aproximadamente 240 mililitros. É essencial usar um copo medidor para obter as quantidades certas de ingredientes. Se não tiver copo medidor, pode usar um copo medidor graduado, certificando-se de que corresponde corretamente às proporções indicadas. Aqui estão alguns exemplos 1 Xícara de farinha 100 gr. 1 xícara de arroz 200 gr. 1 Xícara de Quinoa 200 gr

RESUMO

INTRODUÇÃO À DIETA DASH

A HISTÓRIA E ORIGEM DA DIETA DASH

O QUE É A DIETA DASH

OS BENEFÍCIOS DA DIETA DASH

FUNDAMENTOS DA DIETA DASH

EXEMPLOS DE MENUS SEMANAIS

ATIVIDADE FÍSICA E DIETA DASH

FUTURO DA DIETA DASH PERSPECTIVAS E NOVAS PESQUISAS

RECEITAS DE APERITIVOS E SMOOTHIES

39 SALADA DE GRÃO DE BICO E TOMATE

40 CROSTINI DE TOMATE E ABACATE

41 ROLLUP DE SALMÃO FUMADO

42 ESPETOS DE CAMARÃO E LEGUMES

44 OVOS RECHEADOS COM HÚMUS

46 BRUSCHETA DE FEIJÃO PRETO

48 CARPACCIO DE ABOBRINHA

50 CHIPS DE GUACAMOLE E MILHO

52 BERINGELAS CAPRESE

54 FLADAS DE OMELETE DE VEGETAIS

56 SMOOTHIE DE MORANGO E BANANA

57 SMOOTHIE DE ESPINAFRE E BANANA

58 SMOOTHIE DE MIRTILO E AMÊNDOA

59 SMOOTHIE DE KIWI E BANANA

60 SMOOTHIES DE MANGA E ABACAXI

61 SMOOTHIE DE ABACATE E COENTRO

63 SMOOTHIE DE MORANGO E RUBARBO

64 SMOOTHIE DE PÊSSEGO E MANGA

65 SMOOTHIE DE BANANA E COCO

66 SMOOTHIES DE IOGURTE DE MORANGO E BAUNILHA

RECEITAS PRIMEIROS PRATOS

68 ESPAGUETE COM ALCACHOFRAS

70 ESPAGUETE COM MARISCO

73 ESPAGUETE COM ABÓBORA COM MOLHO MARINARA E PARMESÃO

76 MASSA DE ARROZ INTEGRAL COM REPOLHO PRETO E PESTO DE NOZES

78 LINGUINE COM CAMARÕES, ESPINAFRE E TOMATES

81 SOPA DE TOMATE E LEGUMES COM QUINOA

83 SOPA DE VEGETAIS COZIDA LENTA COM CEVADA

86 SOPA DE ABÓBORA COM MEL E GENGIBRE

88 SOPA DE GRIÃO DE BICO E VEGETAIS

91 SOPA DE BROCOLI E QUEIJO

93 SALADA DE QUINOA E FEIJÃO PRETO

95 ARROZ INTEGRAL E LEGUMES PAN-SAUTE

97 ARROZ SELVAGEM E PILAF DE COGUMELOS

99 JAMBALAYA DE FRANGO E VEGETAIS

102 ARROZ FRITO COM CAMARÃO E LEGUMES

104 GUISADO DE LENTILHAS E VEGETAIS

106 BATATA DOCE PIMENTÃO E FEIJÃO PRETO

108 PERU PIMENTÃO E VEGETAIS

110 GUISADO DE FEIJÃO E VEGETAIS

112 MINESTRONE COM CEVADA E FEIJÃO

114 SOPA DE LENTILHA COM REPOLHO E TOMATES

116 SOPA PICANTE DE FEIJÃO PRETO COM MILHO E TOMATES

118 SOPA DE QUINOA E VEGETAIS

120 SOPA DE FRANGO E VEGETAIS COM CEVADA

123 ESPETADOS DE LEGUMES GRELHADOS COM LIMÃO E ALHO

125 BATATAS DOCES ASSADAS COM ALECRIM E ALHO

127 BROCOLI COZIDO NO VAPOR COM LIMÃO E PARMESÃO

129 ABOBRINHA GRELHADAS COM VINAGRE BALSÂMICO

131 ESPINAFRE SALTO COM ALHO E LIMÃO

133 LASANHA DE PERU COM RICOTA MAGRA

135 LASAGNA DE VEGETAIS COM ESPINAFRE, ABOBRINHA E BERINGELA

138 LASAGNA DE ABÓBORA COM MUSSARELA MAGRA

141 SALMÃO GRELHADO COM LIMÃO E ERVAS AROMÁTICAS

143 BACALHAU ASSADO COM MOLHO DE TOMATE E AZEITONAS

145 TILÁPIA EMBALADA COM LIMÃO E ALCAPARRAS

147 SALADA DE ATUM COM IOGURTE GREGO E ABACATE

149 PENNE COM TOMATES ASSADOS, ALHO E AZEITE

151 PENNE COM PESTO, TOMATES E PARMESÃO

153 PENNE COM LEGUMES ASSADOS E QUEIJO FETA MAGRO

155 SALADA DE FEIJÃO PRETO E MILHO COM MOLHO DE LIMA

157 SOUTIE COM LENTILHAS E LEGUMES

159 GRÃO DE BICO E CURRY VEGETAL

161 SALADA DE TRÊS FEIJÕES COM MOLHO VINAIGRETE

163 OMELETE DE ESPINAFRE E FETA

165 OMELETE DE COGUMELOS E QUEIJO SUÍÇO

167 OMELETA BRANCA COM QUEIJO MAGRO E LEGUMES

169 OMELETA GREGA COM ESPINAFRE, TOMATE E QUEIJO FETA

171 SALMÃO ASSADO COM LEGUMES

173 ATUM COM MOLHOS VERDES E GRÃO DE BICO PURE

RECEITAS SEGUNDO PRATOS

176 FRANGO ASSADO COM BATATAS E ALECRIM

178 GUISADO DE FRANGO E BATATA

180 FRANGO COM AMÊNDOAS E ESPINAFRE

182 CURRY DE FRANGO COM LEGUMES

184 FRANGO COM LIMÃO COM ESPARGOS

186 FRANGO GRELHADO COM ALCACHOFRAS E TOMATES

188 CACCIATORA DE FRANGO COM CENOURAS E AIPO

190 FRANGO COM PIMENTÕES E ABOBRINHA

192 PAPRIKA FRANGO COM CEBOLA E PIMENTÃO

194 PERU COM ABOBRINHA E BERINGELAS GRELHADAS

196 PERU ASSADO COM LEGUMES

198 SALMÃO ASSADO COM ESPARGOS

200 ATUM GRELHADO COM TOMATES E ALCAPARRAS

202 ROBALO EM PAPEL COM ALCACHOFRAS E BATATAS

204 ESPETADOS DE CAMARÃO COM ABOBRINHA E TOMATES

206 FILÉS DE DOURADA COM LIMÃO COM ALCACHOFRA E SALADA DE ASPARGOS

208 LINGUADO ASSADO COM ALCACHOFRAS E SALSA

210 PIMENTAS RECHEADAS COM QUINOA E LEGUMES

212 ABOBRINHA RECHEADAS COM RICOTA E ESPINAFRE

214 OMELETE DE ALCACHOFRA E CEBOLA

216 SALADA DE ESPARGOS COM OVOS COZIDOS E AMÊNDOAS

218 TORTA DE ESPARGOS E RICOTA

220 COUVE-FLOR GRATINADA COM MOLHO DE TOMATE E MANJERICÃO

222 ALCACHOFRAS ROMANAS COM BATATAS

224 ESPARGOS ASSADOS COM PRESUNTO E QUEIJO

226 OMELETE DE ESPARGOS E BACON

228 CARNE FATIADA COM RUCOLA E TOMATES

230 GUISADO DE CARNE COM BATATAS E CENOURAS

233 CARNE E ESPARGOS EM UMA PANELA

235 CARNE ASSADA COM ALCACHOFRAS E BATATAS

237 ALMÔNGUELAS DE CARNE COM ESPINAFRE

240 COSTELAS DE PORCO COM MAÇÃS E BATATAS

243 PORCO ASSADO COM AMEIXA E CENOURA

246 ESPETADOS DE PORCO COM LEGUMES GRELHADOS

249 FILÉ DE PORCO COM MOLHO DE MOSTARDA E MEL

RECEITAS LATERAL

252 SALADA DE ESPINAFRE E MORANGO

254 LEGUMES GRELHADOS

256 QUINOA COM LEGUMES

258 FEIJÃO VERDE COZIDO NO VAPOR COM AMÊNDOAS TORRADAS

260 SALADA DE PEPINOS E TOMATES

263 BRÓCOLIS SALGADOS COM ALHO E LIMÃO

265 ESPARGOS GRELHADOS COM LIMÃO E PARMESÃO

INTRODUÇÃO À DIETA DASH

A Dieta DASH 2025 (Dietary Approaches to Stop Hypertension) é um regime alimentar criado pelo Instituto Nacional de Saúde dos Estados Unidos (NIH) com o objetivo de prevenir ou melhorar a hipertensão (pressão alta). Com base em pesquisas científicas, a dieta DASH visa reduzir a pressão arterial por meio de uma abordagem alimentar rica em nutrientes específicos e com teor reduzido de sódio. O que torna a dieta DASH especial? Ênfase em frutas, vegetais e grãos integrais: Esses alimentos são ricos em potássio, magnésio, cálcio e fibras, nutrientes que ajudam a regular a pressão arterial. Proteína magra: A dieta DASH incentiva o consumo de proteínas de fontes como peixes, aves, legumes e tofu, que fornecem nutrientes essenciais sem aumentar os níveis de colesterol saturado.

Laticínios com baixo teor de gordura: A escolha de laticínios como leite desnatado ou iogurte desnatado fornece cálcio e vitamina D importantes para a saúde óssea, sem excesso de gordura saturada. Gorduras Saudáveis: A dieta DASH enfatiza gorduras monoinsaturadas e poliinsaturadas de fontes como azeite, abacate e nozes, que apoiam a saúde do coração. Reduzir o sódio: O consumo excessivo de sódio pode aumentar a pressão arterial. A dieta DASH limita a ingestão de sódio a menos de 2.300 miligramas por dia (ou 1.500 miligramas para categorias específicas de pessoas). Limitar os açúcares adicionados: O consumo excessivo de açúcares adicionados pode levar ao ganho de peso e outros problemas de saúde. A dieta DASH incentiva a limitação dos açúcares adicionados, favorecendo alimentos frescos e integrais.

Se você estiver interessado em experimentar a dieta DASH, aqui estão algumas dicas para começar: Consulte seu médico: antes de fazer qualquer mudança significativa em sua dieta, é importante conversar com seu médico para ter certeza de que é adequada para você, especialmente se você tem condições médicas pré-existentes. Comece gradualmente: você não precisa mudar repentinamente seus hábitos alimentares. Comece com pequenas mudanças, como adicionar mais frutas e vegetais às suas refeições ou escolher grãos integrais em vez de refinados.

A HISTÓRIA E ORIGEM DA DIETA DASH

A dieta DASH (Dietary Approaches to Stop Hypertension) nasceu no início da década de 1980 nos Institutos Nacionais de Saúde dos Estados Unidos (NIH) com o objetivo de encontrar uma abordagem nutricional capaz de reduzir a pressão arterial de forma eficaz e segura. A pesquisa conduzida por médicos e pesquisadores do NIH baseou-se na observação de diversas populações que apresentavam taxas de hipertensão significativamente mais baixas do que os países ocidentais. Ao analisar os hábitos alimentares, identificou-se uma característica comum: elevado consumo de frutas, vegetais, grãos integrais e laticínios com baixo teor de gordura, associado ao baixo consumo de sódio e gordura saturada. Estas observações levaram à criação da dieta DASH, apresentada oficialmente em 1997 como uma dieta capaz de prevenir e melhorar a hipertensão em

forma natural e complementar ao uso de drogas. Fatores que contribuíram para o desenvolvimento da dieta DASH: Preocupação com a hipertensão: A hipertensão era um problema crescente de saúde pública, com impacto significativo na morbidade e mortalidade. Buscou-se uma abordagem não farmacológica para seu manejo. Pesquisa sobre nutrição e pressão arterial: Estudos epidemiológicos e experimentais já haviam destacado o papel de alguns nutrientes e padrões alimentares no controle da pressão arterial.

Comparação entre culturas alimentares: A análise dos hábitos alimentares de populações com baixos índices de hipertensão forneceu insights importantes para a definição dos princípios-chave da dieta DASH.

Evolução da dieta DASH ao longo do tempo: Ao longo dos anos, a dieta DASH tem sido alvo de mais investigação e aperfeiçoamento, com adição de novas recomendações e adaptação às necessidades nutricionais específicas de diferentes faixas etárias e condições de saúde.

Hoje, a dieta DASH é reconhecida como uma abordagem dietética eficaz e segura para prevenir e controlar a hipertensão, bem como promover uma melhor saúde geral. É recomendado por inúmeras autoridades de saúde e associações médicas em todo o mundo. A dieta DASH representa um exemplo de como a nutrição pode desempenhar um papel fundamental na gestão da saúde e na prevenção de doenças crónicas.

O QUE É A DIETA DASH

A Dieta DASH é um tipo de dieta desenvolvida para ajudar a prevenir e controlar a hipertensão. Esta dieta baseia-se no aumento da ingestão de alimentos ricos em nutrientes conhecidos por terem um efeito positivo na pressão arterial, como frutas, vegetais, grãos integrais, proteínas magras e laticínios com baixo teor de gordura. Em particular, a dieta DASH envolve um elevado consumo de potássio, magnésio, cálcio, fibras e proteínas vegetais. A dieta DASH também envolve a redução da ingestão de alimentos ricos em gordura saturada, colesterol e sódio , que aumentam o risco de hipertensão.

Alimentos como carnes vermelhas, bebidas açucaradas, frituras e alimentos processados são limitados na dieta DASH. O principal objetivo da dieta DASH é aumentar a ingestão de nutrientes saudáveis e reduzir a ingestão de substâncias nocivas. Numerosos estudos demonstraram que a dieta DASH pode ajudar a reduzir a pressão arterial e melhorar a saúde geral do coração e dos vasos sanguíneos. Em resumo, a dieta DASH é uma dieta saudável e equilibrada que pode ajudar a prevenir e controlar a hipertensão. Promove um elevado consumo de alimentos nutritivos e uma redução na ingestão de substâncias nocivas à saúde, o que pode trazer inúmeros benefícios para a saúde geral do coração e dos vasos sanguíneos.

OS BENEFÍCIOS DA DIETA DASH

A dieta DASH foi inicialmente desenvolvida para ajudar pessoas com pressão alta, mas desde então demonstrou trazer uma ampla gama de benefícios à saúde. Um dos principais benefícios da dieta DASH é a sua capacidade de reduzir o risco de doenças cardíacas e derrames. Isso porque a dieta enfatiza alimentos com baixo teor de gordura saturada e ricos em nutrientes considerados saudáveis para o coração, como potássio, magnésio e fibras. Estudos demonstraram que as pessoas que seguem a dieta DASH têm pressão arterial mais baixa e níveis mais baixos de colesterol LDL (ou "ruim"), que são dois principais fatores de risco para doenças cardíacas e derrame. Ajuda na perda e controle de peso A dieta DASH também é eficaz para perda e controle de peso. Porque a dieta enfatiza alimentos integrais e ricos em nutrientes e limita alimentos processados e bebidas açucaradas podem ajudar as pessoas a reduzir a ingestão geral de calorias sem sentir fome ou privação. Estudos demonstraram que as pessoas que seguem a dieta DASH perdem peso e conseguem manter o peso com mais facilidade ao longo do tempo. Reduz o risco de alguns tipos de câncer, a pesquisa também mostrou que a dieta DASH pode reduzir o risco de alguns tipos de câncer, incluindo câncer colorretal, de mama e de próstata. Isso ocorre porque a dieta enfatiza alimentos ricos em antioxidantes e outros nutrientes que comprovadamente possuem propriedades anticancerígenas. Além disso, a dieta DASH incentiva o consumo de alimentos ricos em fibras, o que pode ajudar a promover movimentos intestinais regulares e reduzir o risco de cancro do cólon.

Sustentável e fácil de seguir Finalmente, um dos principais benefícios da dieta DASH é que ela é sustentável e fácil de seguir. Ao contrário de muitas dietas da moda que exigem adesão estrita a regras e restrições complexas, a dieta DASH é um plano alimentar flexível e adaptável que pode ser personalizado para atender aos gostos e preferências individuais. Isto torna mais provável que as pessoas sigam a dieta a longo prazo, o que pode levar a benefícios de saúde duradouros. A dieta DASH é um plano de alimentação saudável que pode proporcionar uma ampla gama de benefícios para pessoas de todas as idades e origens. Esteja você procurando reduzir o risco de doenças cardíacas, controlar seu peso ou apenas se sentir melhor no geral, a dieta DASH é um ótimo lugar para começar.

FUNDAMENTOS DA DIETA DASH

A dieta DASH (Dietary Approaches to Stop Hypertension) é baseada em princípios nutricionais sólidos que visam reduzir a pressão arterial de forma natural e segura, ao mesmo tempo que promove uma melhor saúde geral.

Aqui estão os pilares fundamentais da dieta DASH:

1. Consumo abundante de frutas e vegetais:

Recomendado pelo menos 810 porções por dia.

Escolha uma variedade de cores para obter um amplo espectro de nutrientes e antioxidantes.

Escolha frutas e vegetais frescos da estação .

2. Grãos integrais como base da dieta:

Tome 68 porções por dia.

Opte por grãos integrais, como pão integral, arroz integral, macarrão integral e aveia. Os grãos integrais fornecem fibras, vitaminas, minerais e uma sensação prolongada de saciedade.

3. Laticínios com baixo teor de gordura:

Inclui 23 porções por dia.

Escolha leite desnatado, iogurte desnatado ou queijos desnatados.

Os produtos lácteos fornecem cálcio, vitamina D e proteínas que são importantes para a saúde óssea e muscular.

4. Proteína magra como principal fonte de proteína: Coma 23 porções por dia.

Opte por proteínas magras, como peixes, aves, legumes, tofu e feijão.

As proteínas magras fornecem aminoácidos essenciais para a construção e manutenção dos tecidos, sem aumentar os níveis de colesterol saturado.

5. Gorduras saudáveis com moderação:

Limite as gorduras saturadas e trans a menos de 6% do total de calorias.

Concentre-se em gorduras monoinsaturadas e poliinsaturadas de fontes como azeite, abacate, nozes e sementes.

As gorduras saudáveis promovem a saúde do coração e reduzem o risco de doenças crónicas.

6. Reduza o sódio:

Limite a ingestão de sódio a menos de 2.300 miligramas por dia (ou 1.500 miligramas para categorias específicas de pessoas).

Reduza o consumo de alimentos embalados, salgados e processados.

Use ervas e temperos para dar sabor aos pratos em vez de sal.

EXEMPLOS DE MENU SEMANAIS

Aqui está um exemplo de cardápio semanal que segue os princípios da dieta DASH:

Dia 1:

Café da manhã: Flocos de aveia com frutas vermelhas e nozes, iogurte desnatado com frutas frescas.

Almoço: Salada de quinoa com legumes grelhados e frango grelhado, pão integral.

Lanche: Frutas frescas, vegetais crus com homus.

Jantar: Salmão assado com legumes grelhados

Dia 2:

Café da manhã: Smoothie de frutas com iogurte desnatado e sementes de chia, pão integral torrado com abacate.

Almoço: Sopa de lentilha com pão integral, salada verde com tomate e pepino.

Lanche: Mistura de frutas secas e nozes, iogurte desnatado.

Jantar: Tofu salteado com legumes e arroz integral.

Dia 3:

Café da manhã: Ovos mexidos com legumes e pão integral, iogurte desnatado com frutas frescas.

Almoço: Salada de grão de bico com atum, tomate, azeitonas e queijo feta desnatado, pão integral.

Lanche: Frutas frescas, vegetais crus com homus.

Jantar: Frango assado com batata doce e brócolis cozido no vapor.

Dia 4:

Café da manhã: Omelete com legumes e queijo

torrada integral com baixo teor de gordura e abacate.

Almoço: Salada de quinoa com legumes grelhados e tempeh grelhado, pão integral.

Lanche: Iogurte desnatado com frutas frescas e granola.

Jantar: Salmão assado com batata doce e aspargos cozidos no vapor.

Dia 5:

Café da manhã: Smoothie de frutas com iogurte desnatado e manteiga de amendoim, pão integral torrado com manteiga de amêndoa.

Almoço: Sopa Minestrone com pão integral, salada verde com tomate e mussarela desnatada.

Lanche: Mistura de frutas secas e nozes, iogurte desnatado.

Jantar: Tofu salteado com legumes e arroz integral.

Dia 6: Café da manhã: Ovos assados com abacate e pão integral, iogurte desnatado com frutas frescas.

Almoço: Salada de frango com abacate, tomate, pepino e queijo feta desnatado, pão integral.

Lanche: Frutas frescas, vegetais crus com homus.

Jantar: Salmão assado com batata doce e couve de Bruxelas cozida no vapor.

Dia 7: Café da manhã: Panquecas integrais com xarope de bordo e frutas frescas, iogurte desnatado com frutas frescas.

Almoço: Salada de quinoa com legumes grelhados e camarão grelhado, pão integral.

Lanche: Frutas frescas, vegetais crus com homus.

Jantar: Frango assado com batata doce e cenoura cozida no vapor.

ATIVIDADE FÍSICA E DIETA DASH

Combine atividade física e dieta DASH para uma saúde ideal

A dieta DASH, rica em frutas, vegetais, grãos integrais, proteínas magras e laticínios com baixo teor de gordura, é uma abordagem dietética eficaz para a prevenção e controle da hipertensão. No entanto, para maximizar os benefícios para a saúde e alcançar o bem-estar geral, é essencial combinar a dieta DASH com atividade física regular .

Por que a atividade física é importante na dieta DASH?

Potencializa o efeito redutor da pressão arterial: O exercício físico contribui para a redução da pressão arterial independentemente da dieta alimentar, atuando em diversos mecanismos fisiológicos.

Promove o controle de peso: Combinada com uma dieta saudável como a DASH, a atividade física ajuda

manter um peso corporal saudável ou perdê-lo gradualmente, reduzindo o risco de obesidade e suas complicações.

Melhora a saúde cardiovascular: O exercício regular fortalece o coração e os pulmões, aumenta a resistência e diminui o risco de doenças cardíacas, derrame e diabetes tipo 2.

Reduz o estresse: A atividade física ajuda a reduzir os níveis de estresse, o que pode contribuir para a hipertensão e outros problemas de saúde.

Melhora o humor e a qualidade de vida: O exercício regular está associado à melhoria do humor, dos níveis de energia e da qualidade do sono, contribuindo para um maior bem-estar geral.

Que tipos de atividade física são recomendados na dieta DASH?

De acordo com as Diretrizes Americanas de Atividade Física, é recomendado que você faça pelo menos 150 minutos de atividade física aeróbica moderada ou 75 minutos de atividade física aeróbica vigorosa por semana.

A atividade física aeróbica moderada inclui caminhada rápida, natação, ciclismo ou dança. Atividade física aeróbica vigorosa inclui corrida, corrida ou natação rápida. Além da atividade física aeróbica, é importante incluir também exercícios de força pelo menos dois dias por semana. Os exercícios de força ajudam a construir e manter a massa muscular, o que por sua vez promove um metabolismo mais eficiente e queima mais calorias mesmo em repouso.

O FUTURO DA DIETA DASH PERSPECTIVAS E NOVAS PESQUISAS

A dieta DASH, com a sua forte base científica e benefícios comprovados para a saúde, continua a gozar de grande popularidade e reconhecimento como uma abordagem dietética eficaz para prevenir e controlar a hipertensão e promover a saúde geral. Olhando para o futuro, várias tendências e novas pesquisas estão surgindo no cenário da dieta DASH, posicionando-a como um modelo dietético em constante evolução que é adaptável às mudanças nas necessidades nutricionais:

1. Personalização e adaptação cultural:

Personalizar a dieta DASH de acordo com as necessidades individuais, preferências culturais e condições de saúde específicas é uma área de interesse crescente.

A investigação futura centrar-se-á na adaptação da dieta DASH a diferentes contextos culturais e demográficos, garantindo acesso e equidade para todos.

2. Integração com tecnologias inovadoras: A utilização de tecnologias inovadoras, como aplicações para smartphones, ferramentas de monitorização nutricional e plataformas de telemedicina, pode facilitar o planeamento de refeições, a gestão da dieta e o apoio personalizado para quem segue a dieta DASH.

3. Ênfase na saúde intestinal:

A ligação entre a saúde intestinal e a saúde geral está se tornando cada vez mais evidente. A investigação futura irá explorar o papel da dieta DASH na promoção de um microbioma intestinal saudável e o seu impacto potencial na prevenção de doenças crónicas.

RECEITAS
DE APERITIVOS
SMOOTHIE

SALADA DE GRÃO DE BICO E TOMATE

Tempo de preparo: 10 minutos

Doses para 4 pessoas:

400g de grão de bico em lata, escorrido e enxaguado

3 tomates maduros, cortados em cubos

1/2 cebola roxa picada

1/4 xícara de salsa fresca picada

2 colheres de sopa de suco de limão fresco

2 colheres de sopa de azeite extra virgem

Preparação:

Em uma tigela grande, misture o grão de bico, o tomate picado, a cebola roxa picada e a salsa fresca. Em uma xícara, misture o suco de limão e o azeite extra virgem. Despeje o vinagrete sobre a tigela de grão de bico e tomate e misture bem. Sirva em porções individuais.

CROSTINI DE TOMATE E ABACATE

Tempo de preparo: 15 minutos

Doses para 4 pessoas:

4 fatias de pão integral cortadas ao meio

1 abacate maduro, amassado

2 tomates maduros, cortados em fatias finas

1/4 xícara de ervas frescas picadas

(manjericão, salsa, tomilho, etc.)

Preparação:

Torre as fatias de pão integral até dourar. Espalhe o purê de abacate nas fatias de pão torrado. Coloque as rodelas de tomate por cima do abacate. Polvilhe com ervas frescas picadas. Sirva em porções de 2 croutons por pessoa.

ROLLUP DE SALMÃO FUMADO

Tempo de preparo: 10 minutos

Doses para 4 pessoas:

8 fatias de salmão defumado

250 g de queijo light para barrar

1 colher de sopa de suco de limão fresco

1/4 xícara de cebola roxa picada

1/4 xícara de pepino picado

Preparação

Em uma tigela, misture o cream cheese, o suco de limão fresco, a cebola roxa picada e o pepino picado. Disponha as fatias de salmão sobre uma tábua. Espalhe a mistura de cream cheese sobre as fatias de salmão. Enrole bem as rodelas de salmão, formando um rolo. Corte o rolo de salmão em 8 pedaços. Sirva em porções de 2 peças por pessoa.

ESPETADOS DE CAMARÃO E LEGUMES

Tempo de preparo: 20 minutos

Doses para 4 pessoas:

16 camarões grandes, descascados e limpos

1 pimentão vermelho picado

1 pimentão amarelo picado

1 cebola roxa cortada em cubos

8 tomates cereja cortados ao meio

2 colheres de sopa de azeite extra virgem

2 colheres de sopa de suco de limão fresco

1 dente de alho picado

1 colher de chá de páprica

Preparação

Numa tigela misture o azeite virgem extra, o suco de limão fresco, o alho picado e a páprica. Passe os camarões, os pimentões, a cebola e os tomates cereja alternadamente em 8 espetos de madeira. Pincele os espetos com azeite e marinada de especiarias. Grelhe os espetos na grelha quente por 810 minutos, virando-os na metade do cozimento. Servir quente.

OVOS RECHEADOS COM HÚMUS

Tempo de preparo: 15 minutos

Doses para 4 pessoas:

8 ovos cozidos

1/2 xícara de homus

2 colheres de sopa de iogurte grego

2 colheres de sopa de suco de limão fresco

1/4 colher de chá de sal

1/4 colher de chá de páprica doce

Pimenta preta moída na hora, a gosto

1 colher de sopa de salsa fresca picada

Preparação

Corte os ovos cozidos ao meio e retire as gemas. Numa tigela, amasse as gemas com um garfo e adicione o homus, o iogurte grego , o suco de limão fresco, o sal e a páprica doce. Misture até obter uma mistura lisa e cremosa. Com uma colher, recheie as metades dos ovos com a mistura de homus. Polvilhe com pimenta preta moída na hora e salsa fresca picada. Sirva frio.

BRUSCHETA DE FEIJÃO PRETO

Tempo de preparo: 20 minutos

Doses para 4 pessoas:

4 fatias de pão toscano ou rústico

1 lata de feijão preto, escorrido e enxaguado

1 tomate maduro, picado

1/4 xícara de cebola roxa picada

2 colheres de sopa de coentro fresco picado

1 colher de sopa de suco de limão fresco

1/2 colher de chá de cominho em pó

Sal e pimenta preta moída na hora , a gosto

1 dente de alho descascado 2 colheres de sopa de azeite extra virgem

Preparação

Em uma tigela, misture o feijão preto, o
tomate picado, a cebola roxa picada, o coentro
fresco picado, o suco de limão fresco, o
cominho moído, o sal e a pimenta-do-reino
moída na hora. Misture bem para combinar
os ingredientes. Grelhe as fatias de pão
toscano ou rústico na grelha ou na frigideira
quente até ficarem levemente douradas e
crocantes. Esfregue o dente de alho em cada
fatia de pão grelhado. Regue cada fatia de pão
com um fio de azeite virgem extra e depois
com uma porção generosa da mistura de
feijão preto. Sirva imediatamente como
aperitivo ou acompanhamento.

CARPACCIO DE ABOBRINHA

Tempo de preparação:

aproximadamente 10/15 minutos

Doses para: 4 pessoas

Ingredientes:

23 abobrinhas médias

Azeite virgem extra

Sal e pimenta a gosto.

Suco de limão

Parmesão em flocos

Manjericão fresco

Preparação

Corte as abobrinhas em rodelas finas com um descascador de batatas ou bandolim. Disponha as fatias em um prato de servir. Tempere com azeite extra virgem, sal, pimenta e sumo de limão. Adicione folhas frescas de manjericão e flocos de parmesão a gosto. Sirva imediatamente.

CHIPS DE GUACAMOLE E MILHO

Tempo de preparação:
aproximadamente 20/25 minutos

Doses para: 4 pessoas

Ingredientes:

2 abacates maduros

1 limão

1 dente de alho

Sal e pimenta a gosto.

4 tortilhas de milho

Azeite

Preparação

Para o guacamole: Amasse dois abacates maduros com um garfo em uma tigela. Adicione o suco de meio limão, uma pitada de sal e pimenta e um dente de alho picado. Misture bem todos os ingredientes e tempere com sal e pimenta a gosto. Para os salgadinhos de milho: Corte as tortilhas de milho em triângulos com uma faca afiada. Disponha os triângulos em uma assadeira e polvilhe com azeite e sal. Cozinhe em forno pré-aquecido a 180°C por aproximadamente 10/12 minutos ou até as batatas ficarem douradas e crocantes Sirva o guacamole em uma tigela com os salgadinhos de milho quentes ao lado.

BERINGELAS CAPRESE

Tempo de preparo: aproximadamente 30 minutos

Porções: 4 pessoas

Ingredientes:

2 berinjelas grandes

Sal e pimenta preta a gosto

1/2 xícara de farinha multiuso

3 ovos

1/4 xícara de óleo vegetal

46 fatias grandes de mussarela fresca

46 fatias grandes de tomate maduro

Folhas frescas de manjericão

Vinagre balsâmico (opcional)

Preparação

Pré-aqueça o forno a 190°C. Corte as beringelas em rodelas de 1/2 polegada de espessura e polvilhe com sal. Deixe-as repousar durante 10 a 15 minutos, depois enxagúe-as e seque-as com toalhas de papel. Coloque a farinha num prato fundo e tempere com sal e pimenta preta. Bata os ovos num prato de sopa separado. Mergulhe cada fatia de beringela na farinha, depois nos ovos batidos e sacuda o excesso. Aqueça o óleo vegetal numa frigideira grande em lume médio-alto. Adicione as fatias de beringela e cozinhe até ficarem douradas de ambos os lados, cerca de 2/3 minutos de cada lado. Transfira as fatias de beringela para um tabuleiro de ir ao forno forrado com papel vegetal. Cubra cada fatia com uma fatia de mozzarella e uma fatia de tomate. Leve ao forno durante 10 a 15 minutos até o queijo estar derretido e a borbulhar. Decore com folhas de manjericão fresco e um fio de vinagre balsâmico, se desejar. Sirva quente.

FLADAS DE OMELETE COM VEGETAIS

Tempo de preparação:

cerca de 20 minutos

Porções: 4 pessoas

Ingredientes:

6 ovos grandes

1/4 xícara de leite

Sal e pimenta preta a gosto

1 colher de sopa de azeite

1 cebola pequena cortada em cubos

1 pimentão picado

1 abobrinha pequena, cortada em cubos

1 abóbora amarela pequena, cortada em cubos

1/4 xícara de queijo cheddar ralado

Preparação

Misture os ovos, o leite, o sal e a pimenta-do-reino em uma tigela média. Aqueça o azeite em uma frigideira grande em fogo médio-alto. Adicione a cebola, o pimentão, a abobrinha, a abóbora amarela e refogue até ficar macio, cerca de 5/7 minutos. Despeje a mistura de ovos sobre os legumes e cozinhe até firmar, cerca de 5/7 minutos. Polvilhe o queijo cheddar ralado sobre a omelete e deixe derreter. Uma espátula dobra a omelete ao meio e a coloca em um prato de servir. Sirva quente, guarnecido com ervas frescas ou tomate picado, se desejar

SMOOTHIE DE MORANGO E BANANA

Tempo de preparo: 5 minutos

Porções: 1

Ingredientes:

1 banana

1 xícara de morangos frescos

1/2 xícara de leite desnatado

1/2 xícara de iogurte grego desnatado

1 colher de sopa de mel

Preparação

Adicione todos os ingredientes no liquidificador e bata até ficar homogêneo. Sirva imediatamente.

SMOOTHIE DE ESPINAFRE E BANANA

Tempo de preparo: 5 minutos

Porções: 1

Ingredientes:

2 xícaras de espinafre fresco

1 banana

1/2 xícara de leite desnatado

1/2 xícara de iogurte desnatado

1 colher de sopa de mel

Preparação

Adicione todos os ingredientes no liquidificador e bata até ficar homogêneo. Sirva imediatamente. Se quiser uma consistência mais fina, pode adicionar mais leite. Se preferir uma consistência mais espessa, pode adicionar mais iogurte.

SMOOTHIE DE MIRTILO E DE AMÊNDOAS

Tempo de preparo: 5 minutos

Porções: 1

ingredientes

1 xícara de mirtilos frescos

1/2 xícara de leite de amêndoa sem açúcar

1/2 xícara de iogurte grego desnatado

1/4 xícara de amêndoas

1 colher de sopa de mel

Preparação

Adicione todos os ingredientes no liquidificador e bata até ficar homogêneo. Sirva imediatamente.

SMOOTHIE DE KIWI E BANANA

Tempo de preparo: 5 minutos

Porções: 1

ingredientes

2 kiwis

1 banana

1/2 xícara de iogurte grego desnatado

1/2 xícara de leite desnatado

1 colher de sopa de mel

Preparação

Adicione todos os ingredientes no liquidificador e bata até ficar homogêneo. Sirva imediatamente. Se quiser uma consistência mais fina, pode adicionar mais leite. Se preferir uma consistência mais espessa, pode adicionar mais iogurte.

SMOOTHIE DE MANGA E ABACAXI

Tempo de preparo: 5 minutos

Porções: 1

ingredientes

1 xícara de pedaços de manga fresca ou congelada

1 xícara de pedaços de abacaxi frescos ou congelados

1/2 xícara de iogurte grego desnatado

1/2 xícara de leite de amêndoa sem açúcar

1 colher de sopa de mel

Preparação

Adicione todos os ingredientes no liquidificador e bata até ficar homogêneo. Sirva imediatamente.

SMOOTHIE DE ABACATE E COENTRO

Tempo de preparo: 5 minutos

Porções: 1

ingredientes

1/2 abacate

1 xícara de espinafre fresco

1/2 xícara de coentro fresco

1/2 xícara de leite de amêndoa sem açúcar

1/2 xícara de iogurte grego desnatado

1/4 colher de chá de cominho em pó

1/4 colher de chá de sal

Preparação

Adicione todos os ingredientes no liquidificador e bata até ficar homogêneo. Sirva imediatamente. Se quiser uma consistência mais fina, pode adicionar mais leite. Se preferir uma consistência mais espessa, pode adicionar mais iogurte.

SMOOTHIE DE MORANGO
E RUBARBO

Tempo de preparo: 5 minutos

Porções: 1

ingredientes

1 xícara de morangos frescos

1/2 xícara de ruibarbo fresco picado

1/2 xícara de iogurte grego desnatado

1/2 xícara de leite de amêndoa sem açúcar

1 colher de sopa de mel

Preparação

Adicione todos os ingredientes no liquidificador e bata até ficar homogêneo. Sirva imediatamente.

SMOOTHIE DE PÊSSEGO E MANGA

Tempo de preparo: 5 minutos

Porções: 1

Ingredientes:

1 xícara de pedaços de manga fresca ou congelada

1 pêssego, sem caroço e picado

1/2 xícara de iogurte grego desnatado

1/2 xícara de leite de amêndoa sem açúcar

1 colher de sopa de mel

Preparação

Adicione todos os ingredientes no liquidificador e bata até ficar homogêneo, sirva imediatamente.

SMOOTHIE DE BANANA E COCO

65

Tempo de preparo: 5 minutos

Porções: 1

ingredientes

1 banana

1/2 xícara de leite de coco

1/2 xícara de iogurte grego desnatado

1/2 xícara de leite de amêndoa sem açúcar

1 colher de sopa de mel

Preparação

Adicione todos os ingredientes no liquidificador e bata até ficar homogêneo. Sirva imediatamente.

SMOOTHIES DE IOGURTE DE MORANGO E BAUNILHA

Tempo de preparo: 5 minutos

Porções: 1

ingredientes

1 xícara de morangos frescos

1/2 xícara de iogurte grego desnatado

1/2 xícara de leite de amêndoa sem açúcar

1 colher de sopa de mel

1/2 colher de chá de extrato de baunilha

Preparação

Adicione todos os ingredientes no liquidificador e bata até ficar homogêneo. Sirva imediatamente.

RECEITAS
PRIMEIROS PRATOS

ESPAGUETE COM ALCACHOFRAS

Tempo de preparo: 30 minutos.

servindo 4 pessoas

Ingredientes:

500 gramas de espaguete

2 latas (140 g cada) de alcachofras

corações, drenados e esquartejados

3 dentes de alho picados

1/4 xícara de azeite

1/4 xícara de parmesão ralado na hora

1/4 xícara de salsa fresca picada

Sal e pimenta a gosto

Preparação

Cozinhe o espaguete em uma panela grande com água fervente com sal de acordo com as instruções da embalagem, até ficar al dente. Escorra o espaguete, reservando 1/2 xícara da água do macarrão. Enquanto o espaguete cozinha, aqueça o azeite em uma frigideira grande em fogo médio. Adicione o alho e cozinhe por 1/2 minuto, até ficar perfumado. Adicione os corações de alcachofra à panela e cozinhe por 3 a 4 minutos, até dourar levemente. Adicione o espaguete cozido à panela com as alcachofras e misture bem. Se a massa parecer seca, adicione um pouco da água reservada para a massa. Retire a panela do fogo e junte o parmesão e a salsa. Tempere com sal e pimenta a gosto. Sirva imediatamente o espaguete com alcachofras, guarnecido com mais parmesão e salsa se desejar. Desfrute de sua refeição.

ESPAGUETE COM MARISCO

Tempo de preparo: 45 minutos.

servindo 4 pessoas.

Ingredientes:

500 g de espaguete

500 g de frutos do mar mistos

(por exemplo como camarões,

vieiras e lulas) limpo e eviscerado

3 dentes de alho picados

1/4 xícara de azeite

1/2 copo de vinho branco seco

1 lata (28 onças) de tomate em cubos,
escorrido

1/4 colher de chá de pimenta vermelha em
flocos

Sal e pimenta a gosto

1/4 xícara de salsa fresca picada

Fatias de limão, para servir

Preparação

Cozinhe o espaguete em uma panela grande
com água fervente com sal de acordo com as
instruções da embalagem, até ficar al dente.
Escorra o espaguete, reservando 1/2 xícara da
água do macarrão. Enquanto o espaguete
cozinha, aqueça o azeite em uma frigideira
grande em fogo médio. Adicione o alho e
cozinhe por 1/2 minuto, até ficar perfumado.
Adicione a mistura de frutos do mar à panela
e cozinhe por 3 a 4 minutos, até ficar cozido.
Retire os frutos do mar da panela e reserve.

Adicione o vinho branco à panela e deixe ferver. Cozinhe por 1/2 minuto, até o vinho reduzir pela metade. Adicione os tomates em cubos e os flocos de pimenta à panela e leve para ferver. Cozinhe por 5/7 minutos, até o molho engrossar ligeiramente. Retorne os frutos do mar para a panela e misture bem com o molho. Tempere com sal e pimenta a gosto. Adicione o espaguete cozido à panela com os frutos do mar e misture bem. Se a massa parecer seca, adicione um pouco da água reservada para a massa. Retire a panela do fogo e acrescente a salsa picada. Sirva imediatamente o espaguete com frutos do mar, guarnecido com rodelas de limão. Desfrute de sua refeição.

ESPAGUETE COM ABÓBORA
COM MOLHO MARINARA
E PARMESÃO

Tempo de preparação:

cerca de 45 minutos.

para 4 pessoas:

Ingredientes:

500 g de espaguete

500 g de abóbora descascada e cortada em cubos

1 cebola picada

2 dentes de alho picados

1/4 xícara de azeite

2 xícaras de molho marinara

1/2 xícara de parmesão ralado ,

e mais para enfeitar

Sal e pimenta a gosto

Manjericão fresco para enfeitar

Preparação

Pré-aqueça o forno a 190°C (190°F). Forre uma assadeira com papel manteiga e disponha a abóbora em uma única camada. Cozinhe por cerca de 20/25 minutos, até a abóbora ficar macia e levemente dourada. Retire a abóbora do forno e reserve. Em uma panela grande, leve bastante água com sal para ferver. Cozinhe o espaguete al dente, seguindo as instruções da embalagem. Escorra e reserve. Em uma frigideira grande, aqueça o azeite em fogo médio. Adicione a cebola e o alho e cozinhe até ficar macio e dourado, cerca de 5 a 7 minutos.

Adicione o molho marinara e a abóbora à panela e misture bem. Cozinhe por cerca de 5 minutos, até que o molho esteja quente e a abóbora totalmente incorporada. Adicione o espaguete à panela e misture bem para cobrir com o molho. Adicione o parmesão ralado e misture novamente para derreter. Tempere com sal e pimenta a gosto. Sirva o espaguete com molho marinara e parmesão quente , guarnecido com mais parmesão ralado e manjericão fresco. Desfrute de sua refeição.

MASSA DE ARROZ INTEGRAL COM REPOLHO PRETO E PESTO DE NOZES

Tempo de preparação:

apenas 30 minutos.

para 4 pessoas:

Ingredientes:

400 g de macarrão de arroz integral

1 repolho lavado e picado

1/2 xícara de nozes torradas e picadas

1/2 xícara de parmesão ralado

2 dentes de alho picados

1/2 xícara de azeite

Sal e pimenta a gosto.

Preparação

Em uma panela grande, leve bastante água com sal para ferver. Cozinhe o macarrão de arroz integral al dente, seguindo as instruções da embalagem. Escorra e reserve. Em uma frigideira grande, aqueça o azeite em fogo médio. Adicione o repolho e cozinhe até ficar macio, cerca de 5 a 7 minutos. Adicione as nozes e o alho à panela e cozinhe por mais 2 a 3 minutos, mexendo sempre. Transfira o repolho, as nozes e o alho para um liquidificador ou processador de alimentos. Adicione o parmesão ralado e uma pitada de sal e pimenta. Misture todos os ingredientes até obter um pesto homogêneo. Adicione o pesto de couve ao macarrão de arroz integral e misture bem para cobrir todo o macarrão com o pesto. Tempere com sal e pimenta a gosto. Sirva o macarrão de arroz integral com couve quente e pesto de nozes . Desfrute de sua refeição!

**LINGUINE COM CAMARÕES ,
ESPINAFRE E TOMATES**

Tempo de preparação:

apenas 30 minutos.

para 4 pessoas:

Ingredientes:

400 g de linguine

400 g de camarões descascados e limpos

200g de tomate cereja cortado ao meio

200g de espinafre fresco

4 dentes de alho picados

1/2 xícara de azeite

1/2 copo de vinho branco

Sal e pimenta a gosto

Preparação

Em uma panela grande, leve bastante água com sal para ferver. Cozinhe o linguine al dente, seguindo as instruções da embalagem. Escorra e reserve. Em uma frigideira grande, aqueça o azeite em fogo médio-alto. Adicione o alho e cozinhe até dourar, cerca de 1 a 2 minutos. Adicione os camarões à panela e cozinhe por 2 a 3 minutos, até ficarem rosados. Retire os camarões da frigideira e reserve. Adicione o vinho branco à panela e cozinhe até reduzir pela metade, cerca de 2 a 3 minutos.

Adicione os tomates cereja e cozinhe por 2/3 minutos, até ficarem macios. Adicione o espinafre à panela e cozinhe por 1/2 minuto, até murchar. Adicione o camarão à panela e mexa bem para aquecer. Adicione o linguine à frigideira e misture bem para cobrir toda a massa com o camarão e o molho de legumes. Tempere com sal e pimenta a gosto. Sirva o linguine com camarão, espinafre e tomate cereja bem quente. Desfrute de sua refeição!

SOPA DE TOMATE E LEGUMES COM QUINOA

Tempo de preparação:
cerca de 45/50 minutos.

para 4 pessoas

ingredientes

2 colheres de sopa de azeite

1 cebola picada

2 dentes de alho picados

2 cenouras em cubos

2 talos de aipo em cubos

1 pimentão vermelho picado

1 lata de tomate inteiro

1 litro de caldo de legumes

1/2 xícara de quinoa

1 colher de chá de orégano seco

Sal e pimenta a gosto

Salsa fresca picada (para enfeitar)

Preparação

Em uma panela grande, aqueça o azeite em fogo médio. Adicione a cebola e o alho e cozinhe até dourar, cerca de 2 a 3 minutos. Adicione a cenoura, o aipo e a pimenta à panela e cozinhe por 5/7 minutos, até os vegetais ficarem macios. Adicione a lata de tomate e o caldo de legumes à panela e deixe ferver. Reduza o fogo e cozinhe por 15/20 minutos. Adicione a quinoa e o orégano à panela e continue cozinhando por mais 15 a 20 minutos ou até que a quinoa esteja cozida. Tempere com sal e pimenta a gosto. Sirva a sopa de tomate e legumes com a quinoa bem quente, guarnecida com salsa fresca picada.

SOPA DE VEGETAIS A COZINHA LENTA COM CEVADA

Tempo de preparação:

cerca de 10/15 minutos para preparação ,

6/8 horas para a panela elétrica.

(para 4 pessoas):

ingredientes

2 colheres de sopa de azeite

1 cebola picada

2 dentes de alho picados

2 cenouras em cubos

2 talos de aipo em cubos

2 batatas em cubos

1 xícara de cevadinha

1 lata de feijão canelini ,
enxaguado e escorrido

1 litro de caldo de legumes

1 xícara de tomate em cubos

1 colher de chá de tomilho seco

Sal e pimenta a gosto

Salsa fresca picada (para enfeitar)

Preparação:

Em uma frigideira grande, aqueça o azeite em fogo médio. Adicione a cebola e o alho e cozinhe até dourar, cerca de 2 a 3 minutos. Transfira a cebola e o alho para a panela elétrica. Adicione a cenoura, o aipo e as batatas e misture bem.

Adicione a cevadinha, o feijão canelini, o caldo
de legumes, os tomates picados e o tomilho
seco na panela elétrica. Misture bem. Tampe a
panela e cozinhe por 6 a 8 horas ou até que os
vegetais e a cevada estejam macios e cozidos.
Tempere com sal e pimenta a gosto. Sirva a
sopa de legumes cozida lentamente com orzo
quente, guarnecida com salsa fresca picada.

SOPA DE ABÓBORA COM MEL E GENGIBRE

Tempo de preparo: aproximadamente 20 minutos.

(para 4 pessoas):

ingredientes

600 g de abóbora descascada e cortada em cubos

2 maçãs descascadas e cortadas em cubos

1 cebola picada

2 dentes de alho picados

1 pedaço de gengibre fresco, descascado e ralado

1 litro de caldo de legumes

1/2 xícara de creme fresco

2 colheres de sopa de manteiga

1 colher de chá de canela em pó

Sal e pimenta a gosto

sementes de abóbora torradas (para enfeitar)

Preparação

Em uma panela grande, derreta a manteiga em fogo médio. Adicione a cebola e o alho e cozinhe até dourar, cerca de 2 a 3 minutos. Adicione a abóbora, as maçãs e o gengibre ralado à panela e misture bem. Adicione o caldo de legumes, a canela em pó, o sal e a pimenta à panela e misture bem. Deixe tudo ferver e depois abaixe o fogo. Tampe a panela e cozinhe por 25 a 30 minutos ou até que a abóbora e as maçãs estejam macias. Bata a sopa no liquidificador de imersão até obter um creme liso e homogêneo. Adicione o creme de leite fresco à sopa e misture bem. Sirva a sopa de abóbora com maçãs e gengibre picante, guarnecida com sementes de abóbora torradas.

SOPA DE GRÃO DE BICO E VEGETAIS

Tempo de preparação:

aproximadamente 1 hora.

(para 4 pessoas):

ingredientes

1 xícara de grão de bico seco

2 cenouras descascadas e cortadas em cubos

2 talos de aipo cortados em cubos

1 cebola picada

2 dentes de alho picados

1 litro de caldo de legumes

1 lata de tomate pelado

1 colher de chá de cominho em pó

1 colher de chá de coentro em pó

1/2 colher de chá de pimenta em pó

Sal e pimenta a gosto

Salsa fresca picada (para enfeitar)

Preparação

Na noite anterior, mergulhe o grão de bico seco em uma tigela coberta com água. Deixe-os de molho durante a noite. No dia seguinte, escorra o grão de bico e lave-o bem em água corrente. Em uma panela grande, refogue a cebola e o alho em fogo médio. Adicione a cenoura e o aipo e cozinhe por mais 5 minutos. Adicione o grão de bico seco à panela e cubra com o caldo de legumes. Adicione o tomate pelado, o cominho, o coentro, a pimenta em pó
,

adicione sal e pimenta à panela e misture bem.
Deixe tudo ferver e depois abaixe o fogo.
Tampe a panela e cozinhe por cerca de 1 hora
ou até o grão de bico ficar macio. Bata parte
da sopa no liquidificador de imersão até ficar
homogêneo e cremoso. Adicione vegetais
frescos à sopa e cozinhe por mais 10 minutos.
Sirva a sopa de grão de bico e legumes quente
, guarnecida com salsa fresca picada.

SOPA DE BRÓCOLI E QUEIJO

Tempo de preparação:

cerca de 30/40 minutos.

(para 4 pessoas):

ingredientes

2 brócolis picados

1 cebola picada

2 dentes de alho picados

1 litro de caldo de legumes

1 xícara de leite

1/2 xícara de queijo cheddar ralado

1/4 parmesão ralado

2 colheres de sopa de manteiga

Sal e pimenta a gosto.

Preparação

Em uma panela grande, refogue a cebola e o alho na manteiga em fogo médio. Adicione o brócolis à panela e cozinhe por 5 minutos, mexendo ocasionalmente. Adicione o caldo de legumes à panela e deixe ferver. Reduza o fogo e tampe a panela. Cozinhe por 15 a 20 minutos ou até que o brócolis esteja macio. Bata a sopa no liquidificador de imersão até obter um creme liso e homogêneo. Adicione o leite e o queijo à panela e misture bem. Continue a cozinhar a sopa em fogo médio/baixo, mexendo sempre, até o queijo derreter completamente. Tempere com sal e pimenta a gosto. Sirva a sopa de brócolis e queijo quente, guarnecida com uma pitada de parmesão ralado.

SALADA DE QUINOA E FEIJÃO PRETO

Tempo de preparo: aproximadamente 30 minutos

(para 4 pessoas):

ingredientes

1 xícara de quinoa, enxaguada e escorrida

2 xícaras de água

1 lata de feijão preto, enxaguado e escorrido

1 pimentão vermelho picado

1/2 cebola roxa cortada em cubos

1/2 xícara de milho doce

1 abacate maduro, cortado em cubos

1/4 xícara de coentro fresco picado

2 colheres de sopa de azeite

2 colheres de sopa de suco de limão

Sal e pimenta a gosto.

Preparação

Em uma panela média, leve a água e a quinoa para ferver. Reduza o fogo, tampe a panela e cozinhe por cerca de 15 minutos ou até que a quinoa esteja macia e a água tenha sido absorvida. Retire a panela do fogo e deixe esfriar por alguns minutos. Em uma tigela grande, misture o feijão preto, o pimentão, a cebola, o milho, o abacate e o coentro. Misture bem. Adicione a quinoa resfriada à tigela com os demais ingredientes e misture bem. Adicione o azeite e o suco de limão à tigela e misture bem para temperar a salada. Tempere com sal e pimenta a gosto. Deixe a salada de quinoa e feijão preto descansar na geladeira por pelo menos 30 minutos antes de servir.

ARROZ INTEGRAL E LEGUMES PAN SAUTE

Tempo de preparo 10 minutos

Tempo de cozimento 20/25 minutos

(para 4 pessoas)

ingredientes

2 xícaras de arroz integral

4 xícaras de água

1 colher de sopa de azeite

1 cebola cortada em cubos

2 cenouras em cubos

2 abobrinhas cortadas em cubos

1 pimentão vermelho picado

1 dente de alho picado

Sal e pimenta a gosto.

Preparação

Em uma panela média, leve a água e o arroz integral para ferver. Reduza o fogo, tampe a panela e cozinhe por cerca de 20/25 minutos ou até que o arroz esteja cozido e a água tenha sido absorvida. Retire a panela do fogo e deixe o arroz descansar por alguns minutos. Em uma frigideira grande, aqueça o azeite em fogo médio-alto. Adicione a cebola e cozinhe por cerca de 2/3 minutos ou até ficar macia e translúcida. Adicione as cenouras e cozinhe por mais 2/3 minutos ou até que as cenouras estejam macias. Adicione as abobrinhas, o pimentão e o alho à panela e cozinhe por cerca de 5 a 7 minutos ou até os legumes ficarem macios. Adicione o arroz integral à panela com os legumes e mexa bem para combinar os ingredientes. Tempere com sal e pimenta a gosto. Sirva quente como acompanhamento ou prato principal.

ARROZ SELVAGEM PILAF E COGUMELOS

Tempo de preparação:

aproximadamente 1 hora e 15 minutos.

(para 4 pessoas):

ingredientes

1 xícara de arroz selvagem

2 xícaras de caldo de legumes

1 colher de sopa de azeite

1 cebola cortada em cubos

2 dentes de alho picados

8 onças de cogumelos mistos

(champignon, shiitake), em fatias finas

Sal e pimenta a gosto

Salsa fresca picada (opcional)

Preparação

Em uma panela média, leve o caldo de legumes para ferver. Adicione o arroz selvagem, tampe a panela e reduza o fogo. Cozinhe por aproximadamente 4.550 minutos ou até que o arroz esteja cozido e a água tenha sido absorvida. Retire a panela do fogo e deixe o arroz descansar por alguns minutos. Numa frigideira, aqueça o azeite em fogo médio-alto. Adicione a cebola e cozinhe por cerca de 23 minutos ou até ficar macia e translúcida. Adicione o alho e os cogumelos à panela e cozinhe por cerca de 57 minutos ou até que os cogumelos estejam macios e dourados. Adicione o arroz selvagem à panela com os cogumelos e mexa bem para combinar os ingredientes. Tempere com sal e pimenta a gosto. Sirva quente como acompanhamento ou prato principal. Decore com salsa fresca picada, se desejar.

JAMBALAYA DE FRANGO E VEGETAIS

Tempo de preparo aproximadamente 45/60 minutos.

Para 4 pessoas

Ingredientes:

500g de peito de frango em cubos

1 cebola picada

2 dentes de alho picados

1 pimentão verde picado

1 pimentão vermelho picado

1 talo de aipo picado

2 xícaras de arroz

4 xícaras de caldo de galinha

2 colheres de chá de páprica

1 colher de chá de cominho

1 colher de chá de orégano

1 colher de chá de tomilho

1 colher de chá de sal

1/2 colher de chá de pimenta preta

2 colheres de sopa de óleo vegetal

1 xícara de tomate pelado

Preparação

Em uma panela grande, aqueça o azeite e acrescente a cebola e o alho, frite até ficar translúcido. Adicione o frango e cozinhe até dourar.

Adicione os pimentões e o aipo e cozinhe por 5/7 minutos, até ficar macio. Adicione o arroz e os temperos (páprica, cominho, orégano, tomilho, sal e pimenta-do-reino) e misture bem. Adicione o caldo de galinha e o tomate pelado, mexa e deixe ferver. Abaixe o fogo, tampe e cozinhe por 20/25 minutos, até que o arroz esteja cozido e o líquido seja absorvido. Retire do fogo e deixe descansar por 5/10 minutos antes de servir. Desfrute de sua refeição!

ARROZ FRITO COM
CAMARÃO E LEGUMES

Tempo de preparo: 40 minutos

Serve: 4 pessoas

ingredientes

2 xícaras de arroz branco cozido

1 quilo de camarão, descascado e limpo

1 xícara de verduras mistas

(ervilhas, cenouras, milho, feijão verde)

1/2 cebola picada

2 dentes de alho picados

2 colheres de sopa de óleo vegetal

2 colheres de sopa de molho de soja

1 colher de sopa de molho de ostra

Sal e pimenta a gosto

Cebolinha verde para enfeitar

Preparação

Aqueça o óleo vegetal em uma frigideira grande em fogo médio-alto. Adicione a cebola picada e o alho picado e cozinhe até ficar perfumado. Adicione o camarão e cozinhe até ficar rosado, cerca de 23 minutos. Adicione os legumes misturados e frite por mais 23 minutos. Adicione o arroz branco cozido à panela e misture bem com o camarão e os vegetais. Adicione o molho de soja e o molho de ostra e misture para cobrir uniformemente o arroz e os vegetais. Tempere com sal e pimenta a gosto. Sirva quente, guarnecido com cebolinha picada.

GUISADO DE LENTILHA E VEGETAIS

Tempo de preparo: 45 minutos

Serve: 4 pessoas

ingredientes

1 xícara de lentilhas secas, enxaguadas e escorridas

2 xícaras de caldo de legumes

2 xícaras de verduras mistas

(cenoura, aipo, cebola, batata)

2 dentes de alho picados

2 colheres de sopa de azeite

1 colher de sopa de pasta de tomate

1 colher de chá de tomilho seco

1 folha de louro

Sal e pimenta a gosto

Salsa fresca para enfeitar

Preparação

Aqueça o azeite em uma panela grande em fogo médio-alto. Adicione o alho picado e cozinhe até ficar perfumado. Adicione os vegetais misturados e cozinhe até começarem a amolecer, cerca de 5 a 7 minutos. Adicione à frigideira as lentilhas enxaguadas e escorridas, o caldo de legumes, a pasta de tomate, o tomilho e o louro. Leve a mistura para ferver, reduza o fogo e cozinhe até as lentilhas ficarem macias, cerca de 30/40 minutos. Tempere com sal e pimenta a gosto. Sirva quente, guarnecido com salsa fresca.

BATATA DOCE PIMENTÃO E FEIJÃO PRETO

Tempo de preparo: 45 minutos

Serve: 4 pessoas

Ingredientes:

2 batatas-doces médias, descascadas e cortadas em cubos

1 lata (15 onças) de feijão preto, enxaguado e escorrido

1 lata (14,5 onças) de tomate em cubos

1 cebola picada

3 dentes de alho picados

2 colheres de sopa de azeite

2 colheres de sopa de pimenta em pó

1 colher de chá de cominho em pó

1 colher de chá de orégano seco

Sal e pimenta a gosto

Coentro fresco para decorar

Preparação

Aqueça o azeite em uma panela grande em fogo médio-alto. Adicione a cebola picada e o alho picado e cozinhe até a cebola ficar translúcida, cerca de 5 minutos. Adicione a batata-doce cortada em cubos, a pimenta em pó, o cominho e o orégano à panela e misture bem. Adicione água suficiente à panela para cobrir as batatas-doces e deixe ferver. Reduza o fogo e deixe a batata-doce ferver até ficar macia, cerca de 15 a 20 minutos. Adicione o feijão preto enxaguado e escorrido e os tomates picados à panela e misture bem. Deixe o pimentão ferver por mais 10 a 15 minutos para permitir que os sabores se misturem. Tempere com sal e pimenta a gosto. Sirva quente, guarnecido com coentros frescos.

PERU

PIMENTÃO

E VEGETAIS

Tempo de preparação:

cerca de 30/40 minutos

Serve 4 porções:

ingredientes

400g de peito de peru

1 pimenta

2 abobrinhas

1 cebola

2 tomates maduros

Sal a gosto

Azeite extra virgem a gosto

Preparação

Corte o peito de peru em cubos e reserve.
Corte a cebola em rodelas e refogue numa
panela com azeite. Corte as abobrinhas em
cubos e coloque-as na frigideira com a cebola.
Lave e corte os tomates em cubos e coloque-os
na panela. Pique a pimenta finamente e
coloque na frigideira. Tempere com sal e
cozinhe por cerca de 10 minutos. Em uma
panela separada, doure os cubos de peru com
um fio de azeite até dourar. Adicione o peru à
panela com os legumes e cozinhe por mais 5
minutos. Servir quente.

GUISADO DE FEIJÃO E VEGETAIS

Tempo de preparo: aproximadamente 1
uma hora e 30 minutos

Para 4 pessoas:

Ingredientes:

400 g de feijão canelini

(ou feijão borlotti)

2 cenouras, 2 aipo

1 cebola, 2 batatas

2 tomates maduros

Caldo de legumes a gosto

Sal a gosto

Azeite extra virgem a gosto

Preparação

Mergulhe o feijão em água fria durante a noite. Pique a cebola finamente e refogue numa frigideira com azeite. Corte as cenouras, o aipo e as batatas em cubos e coloque-os na panela com a cebola. Corte os tomates em cubos e coloque-os na panela. Tempere com sal e cozinhe por cerca de 10 minutos. Adicione o feijão escorrido e o caldo de legumes até cobrir todos os ingredientes. Cozinhe em fogo médio-baixo por cerca de 1 hora, mexendo ocasionalmente, até que os legumes e o feijão estejam macios e o caldo tenha reduzido. Servir quente.

MINESTRONO COM CEVADA E FEIJÃO

Tempo de preparo: aproximadamente 1 hora

Porções: 4

ingredientes:

1 cebola cortada em cubos

2 cenouras em cubos

2 talos de aipo em cubos

2 dentes de alho picados

1 lata de tomate em cubos

1 lata de feijão vermelho, escorrido e enxaguado

1 xícara de cevadinha

6 xícaras de caldo de legumes

1 colher de chá de tomilho seco

1 colher de chá de manjericão seco

1 colher de chá de orégano seco

Sal e pimenta a gosto

2 xícaras de repolho picado

Preparação

Em uma panela grande ou forno holandês, aqueça um fiozinho de azeite em fogo médio. Adicione a cebola, a cenoura e o aipo e refogue até os vegetais começarem a amolecer, cerca de 5 minutos. Adicione o alho e cozinhe por mais um minuto. Adicione o tomate picado, o feijão, a cevada , o caldo de legumes, o tomilho, o manjericão, o orégano, o sal e a pimenta. Deixe ferver. Reduza o fogo e cozinhe por 45 minutos a 1 hora ou até que a cevada esteja macia. Adicione o repolho picado à panela e mexa até murchar, cerca de 23 minutos. Sirva quente, decorado com ervas adicionais, se desejar.

SOPA DE LENTILHA COM REPOLHO E TOMATES

Tempo de preparo: aproximadamente 45 minutos

Serve 4 pessoas

ingredientes

1 cebola picada

2 cenouras em cubos

2 talos de aipo em cubos

2 dentes de alho picados

1 xícara de lentilhas secas

4 xícaras de caldo de legumes

1 xícara de tomate cereja, cortado ao meio

2 xícaras de repolho picado

1 colher de chá de páprica defumada

Sal e pimenta a gosto

Azeite virgem extra

Preparação

Em uma panela grande ou forno holandês, aqueça um fiozinho de azeite em fogo médio. Adicione a cebola, a cenoura e o aipo e cozinhe até os legumes começarem a amolecer cerca de 5 minutos. Adicione o alho e a páprica e cozinhe por mais 2 minutos. Adicione as lentilhas e o caldo de legumes à panela. Deixe ferver. Reduza o fogo e cozinhe por cerca de 25 a 30 minutos ou até as lentilhas ficarem macias. Adicione os tomates cereja e o repolho picado à panela. Cozinhe por mais 5 minutos ou até o repolho murchar. Tempere com sal e pimenta a gosto. Sirva quente, guarnecido com um fio de azeite virgem extra.

SOPA PICANTE DE FEIJÃO PRETO COM MILHO E TOMATES

Tempo de preparo: aproximadamente 45 minutos

Serve 4 pessoas

ingredientes

2 colheres de sopa de azeite extra virgem

1 cebola picada

2 dentes de alho picados

1 pimenta vermelha picada

2 xícaras de feijão preto enlatado, enxaguado e escorrido

1 xícara de milho doce em lata, enxaguado e escorrido

2 xícaras de tomate pelado, cortado em pedaços

4 xícaras de caldo de legumes

1 colher de chá de cominho em pó

1 colher de chá de páprica defumada

Sal e pimenta a gosto

Preparação

Em uma panela grande ou forno holandês, aqueça o óleo em fogo médio. Adicione a cebola, o alho e a pimenta malagueta e cozinhe até os legumes começarem a amolecer cerca de 5 minutos. Adicione o feijão preto, o milho, o tomate pelado, o caldo de legumes, o cominho, a páprica e um pouco de sal e pimenta. Misture bem e deixe ferver. Reduza o fogo e cozinhe por cerca de 20/25 minutos ou até a sopa ficar bem espessa e cremosa. Prove e ajuste o sal e a pimenta a gosto. Se desejar, você pode adicionar coentro fresco picado como guarnição. A Sopa Picante de Feijão Preto com Milho e Tomate está pronta para saborear! Sirva quente com pão fresco ou tortilhas para uma refeição completa e saborosa.

SOPA DE QUINOA E VEGETAIS

Tempo de preparo: aproximadamente 45 minutos

Serve 4 pessoas

Ingredientes:

1 colher de sopa de azeite extra virgem

1 cebola picada

2 cenouras em cubos

2 talos de aipo em cubos

3 dentes de alho picados

1 colher de chá de açafrão em pó

1 colher de chá de cominho em pó

1 xícara de quinoa, enxaguada e escorrida

4 xícaras de caldo de legumes

2 xícaras de espinafre fresco picado

Sal e pimenta a gosto

coentro fresco picado (opcional)

Preparação

Em uma panela grande ou forno holandês, aqueça o óleo em fogo médio. Adicione a cebola, a cenoura, o aipo e o alho e cozinhe até os legumes começarem a amolecer, cerca de 5 a 7 minutos. Adicione o açafrão, o cominho e a quinoa e misture bem para distribuir os temperos e torrar levemente a quinoa. Adicione o caldo de legumes e deixe ferver. Reduza o fogo e cozinhe por cerca de 20 a 25 minutos ou até que a quinoa esteja cozida e a sopa fique bem espessa e cremosa. Adicione o espinafre e mexa até murchar. Prove e ajuste o sal e a pimenta a gosto. Se desejar, você pode adicionar coentro fresco picado como guarnição. A sopa de quinoa e legumes está pronta para ser degustada! Sirva quente com pão fresco ou croutons para uma refeição completa e saudável.

SOPA DE FRANGO E VEGETAIS COM CEVADA

Tempo de preparo: aproximadamente 1 hora

Serve 4 pessoas

Ingredientes:

1 colher de sopa de azeite extra virgem

1 cebola picada

3 cenouras em cubos

2 talos de aipo em cubos

2 dentes de alho picados

1 colher de chá de tomilho seco

1 colher de chá de alecrim seco

1 xícara de cevadinha

4 xícaras de caldo de galinha

2 xícaras de água

2 xícaras de peito de frango em cubos

2 xícaras de espinafre fresco picado

Sal e pimenta a gosto

parmesão ralado (opcional)

Preparação

Em uma panela grande ou forno holandês, aqueça o azeite em fogo médio. Adicione a cebola, a cenoura, o aipo e o alho e cozinhe até os legumes começarem a amolecer, cerca de 5 a 7 minutos. Adicione o tomilho, o alecrim e a cevada e misture bem para distribuir os temperos e torrar levemente a cevada. Adicione o caldo de galinha e a água e deixe ferver.

Reduza o fogo e cozinhe por cerca de 20 a 25 minutos, ou até que o orzo esteja cozido e a sopa fique bem espessa e cremosa. Adicione o frango e o espinafre e mexa até que o frango esteja cozido e o espinafre murche. Prove e ajuste o sal e a pimenta a gosto. Se quiser, você pode adicionar um pouco de parmesão ralado para enfeitar. A sopa de frango e legumes com cevada está pronta para saborear! Sirva quente com pão fresco ou croutons para uma refeição completa e saborosa.

ESPETADOS DE LEGUMES GRELHADOS COM LIMÃO E ALHO

Tempo de preparação:

cerca de 30/40 minutos

Serve 4 pessoas

Ingredientes:

2 abobrinhas cortadas em cubos

2 pimentões em cubos

1 cebola roxa cortada em cubos

1 berinjela em cubos

8 tomates cereja

1 limão, suco e raspas raladas

2 dentes de alho picados

2 colheres de sopa de azeite extra virgem

Sal e pimenta a gosto

8 espetos

Preparação

Em uma tigela grande, misture o suco de limão, as raspas de limão, o alho, o azeite, o sal e a pimenta. Adicione os legumes cortados em cubos à tigela e misture bem para cobri-los com a marinada. Deixe descansar por cerca de 10/15 minutos. Passe-os em palitos de espeto, alternando os ingredientes. Aqueça a grelha ou frigideira antiaderente em fogo médio-alto. Grelhe os espetos de legumes por cerca de 2 a 3 minutos de cada lado, até que os legumes estejam levemente carbonizados e macios. Sirva os espetos de legumes grelhados bem quentes, decorando com alguns tomates cereja e um fiozinho de azeite virgem extra.

BATATAS DOCES ASSADAS COM ALECRIM E ALHO

Tempo de preparo: aproximadamente 15 minutos

Tempo de cozimento: aproximadamente 30/40 minutos

Serve 4 pessoas

Ingredientes:

4 batatas doces médias, descascadas e cortadas

em cubos de aproximadamente 23 cm

23 raminhos de alecrim fresco, picado finamente

34 dentes de alho picados finamente

3 colheres de sopa de azeite extra virgem

Sal e pimenta a gosto.

Preparação

Pré-aqueça o forno a 200°C. Numa tigela grande, misture a batata doce aos cubos, o alecrim picado, o alho picado, o azeite, o sal e a pimenta. Misture bem para cobrir as batatas-doces com os temperos e o azeite. Espalhe as batatas-doces em uma assadeira, tentando arrumá-las em uma única camada. Cozinhe as batatas-doces e cozinhe por cerca de 30/40 minutos, virando-as a cada 10/15 minutos para garantir um cozimento uniforme, até ficarem macias e levemente douradas. Sirva a batata-doce assada com alecrim e alho bem quente , guarnecida com alguns raminhos de alecrim fresco.

BROCOLI COZIDO NO VAPOR COM LIMÃO E PARMESÃO

Tempo de preparo: aproximadamente 10/15 minutos

Tempo de cozimento: aproximadamente 57 minutos

Serve 4 pessoas

Ingredientes:

2 brócolis médios, divididos em florzinhas

2 colheres de sopa de manteiga sem sal, temperatura ambiente

1 dente de alho picado

1 limão, raspas raladas e suco espremido

1/4 parmesão ralado

Sal e pimenta a gosto.

Preparação

Encha uma panela grande com 23 centímetros de água e deixe ferver. Adicione os floretes de brócolis à panela e cubra-a com uma tampa. Cozinhe os brócolis no vapor por cerca de 57 minutos ou até ficarem macios, mas ainda crocantes . Enquanto isso, em uma frigideira pequena, derreta a manteiga em fogo médio. Adicione o alho picado à panela e cozinhe por 12 minutos, até dourar e perfumado. Adicione as raspas de limão raladas e o suco de limão à panela e mexa bem para incorporar. Escorra os brócolis cozidos no vapor e coloque-os em uma tigela grande. Despeje o molho de limão e alho sobre os brócolis e misture bem para cobri-lo com o molho. Polvilhe o parmesão ralado sobre os brócolis e misture delicadamente. Adicione sal e pimenta a gosto e sirva quente.

ABOBRINHA GRELHADAS COM VINAGRE BALSÂMICO

Tempo de preparo: aproximadamente 15 minutos

Porções: 4 pessoas

Ingredientes:

4 abobrinhas médias

2 colheres de sopa de azeite

sal e pimenta preta moída na hora

2 colheres de sopa de vinagre balsâmico

1 colher de sopa de mel

Preparação

Pré-aqueça a grelha em fogo médio-alto. Apare as pontas das abobrinhas e corte-as na diagonal em rodelas com cerca de meio centímetro de espessura. Numa tigela, misture o azeite, o sal e a pimenta. Adicione as rodelas de abobrinha e misture bem para cobri-las com o azeite. Coloque as abobrinhas na grelha e cozinhe-as durante 4/5 minutos de cada lado, até ficarem macias e bem marcadas pela grelha. Enquanto as abobrinhas cozinham, prepare a cobertura. Em uma panela pequena, misture o vinagre balsâmico e o mel. Deixe ferver em fogo médio-baixo e cozinhe por 12 minutos, até a cobertura engrossar levemente. Retire as abobrinhas da grelha e coloque-as num prato de servir. Despeje sobre a cobertura e sirva quente ou em temperatura ambiente.

ESPINAFRE SALTO COM ALHO E LIMÃO

Tempo de preparo: aproximadamente 10 minutos

Tempo de cozimento 15 minutos

Serve 4 pessoas

Ingredientes:

450 g de espinafre fresco

1 colher de sopa de azeite

2 dentes de alho picados finamente

suco de 1/2 limão

sal e pimenta preta moída na hora

Preparação

Lave o espinafre em água fria e seque-o com um pano limpo. Aqueça o azeite em uma frigideira grande em fogo médio-alto. Adicione o alho e cozinhe por cerca de 1 minuto, até dourar e perfumado. Adicione o espinafre à frigideira, um punhado de cada vez, e mexa delicadamente com uma espátula para ficar homogêneo. Continue a cozinhar o espinafre, mexendo ocasionalmente, até ficar completamente murcho e macio, cerca de 5 a 7 minutos. Esprema o suco de meio limão sobre o espinafre e misture bem. Adicione sal e pimenta a gosto. Retire do fogo e transfira o espinafre para uma tigela ou prato de servir. Sirva quente ou em temperatura ambiente.

**LASANHA DE PERU
COM RICOTA MAGRA**

Tempo de preparo 30 minutos

Tempo de cozimento 40/45 minutos

porções: 4 pessoas

Ingredientes:

250 g de lasanha seca

400 g de carne de peru picada

500 ml de purê de tomate

1 cebola picada

2 dentes de alho picados

2 colheres de sopa de azeite, 1 ovo

250 g de ricota com baixo teor de gordura

100g de parmesão ralado

sal e pimenta preta moída na hora

Preparação

Prepare as folhas de lasanha seguindo as instruções da embalagem. Escorra e reserve. Em uma frigideira grande, aqueça o azeite em fogo médio. Adicione a cebola e o alho e cozinhe até ficar macio e translúcido. Adicione a carne de peru à panela e cozinhe até ficar cozida e dourada. Adicione o purê de tomate, sal e pimenta à panela e misture bem. Deixe cozinhar cerca de 10/15 minutos. Em uma tigela separada, bata o ovo e misture com a ricota e o parmesão ralado. Adicione sal e pimenta a gosto. Em uma assadeira, espalhe uma camada de lasanha seca, depois uma camada de carne de peru e por último uma camada de mistura de ricota. Repita até acabarem todos os ingredientes, finalizando com uma camada de mistura de ricota. Cubra a panela com papel alumínio e leve ao forno pré-aquecido a 180°C por cerca de 30 minutos.

LASANHA DE LEGUMES COM ESPINAFRE, ABOBRINHA E BERINGELA

Tempo de preparo 30 minutos

Tempo de cozimento 40 minutos

Tamanho da porção: 4 pessoas

Ingredientes:

250 g de lasanha seca

200g de espinafre fresco

2 abobrinhas médias, cortadas em cubos

1 berinjela em cubos

1 cebola picada

2 dentes de alho picados

500 ml de molho de tomate

250 g de ricota fresca

100g de parmesão ralado

2 colheres de sopa de azeite

sal e pimenta preta moída na hora

Preparação

Prepare a lasanha seguindo as instruções da embalagem. Escorra e reserve. Numa frigideira, aqueça o azeite em fogo médio. Adicione a cebola e o alho e cozinhe até ficar macio e translúcido. Adicione as berinjelas e as abobrinhas à panela e cozinhe até ficarem macias e douradas. Adicione o espinafre à frigideira e cozinhe até murchar. Adicione sal e pimenta a gosto.

Em uma tigela separada, misture a ricota com o parmesão ralado, sal e pimenta. Em uma assadeira, coloque uma camada de lasanha seca, depois uma camada de legumes e por último uma camada de mistura de ricota. Repita até acabarem todos os ingredientes, finalizando com uma camada de mistura de ricota. Cubra a panela com papel alumínio e leve ao forno pré-aquecido a 180°C por cerca de 30 minutos. Retire a película e continue cozinhando por mais 10/15 minutos, até a superfície ficar dourada e crocante.

LASAGNA DE ABÓBORA COM MUSSARELA MAGRA

Tempo de preparo: 30 minutos

Tempo de cozimento 35 minutos

Tamanho da porção: 4 pessoas

Ingredientes:

250 g de lasanha seca

600 g de abóbora descascada e cortada em cubos

200g de mussarela magra

queijo cortado em cubos

1 cebola picada

2 dentes de alho picados

500 ml de molho de tomate

250 g de ricota fresca

100g de parmesão ralado

2 colheres de sopa de azeite

sal e pimenta preta moída na hora

Preparação

Prepare a lasanha seguindo as instruções da embalagem. Escorra e reserve. Numa frigideira, aqueça o azeite em fogo médio. Adicione a cebola e o alho e cozinhe até ficar macio e translúcido. Adicione a abóbora à panela e cozinhe até ficar macia e dourada. Em uma tigela separada, misture a ricota com o parmesão ralado, sal e pimenta.

Em uma assadeira, coloque uma camada de lasanha seca, depois uma camada de abóbora e mussarela e por último uma camada de mistura de ricota. Repita até acabarem todos os ingredientes, finalizando com uma camada de mistura de ricota. Cubra a panela com papel alumínio e leve ao forno pré-aquecido a 180°C por cerca de 30 minutos. Retire a película e continue cozinhando por mais 10/15 minutos, até a superfície ficar dourada e crocante.

SALMÃO GRELHADO COM LIMÃO E ERVAS AROMÁTICAS

Tempo de preparo: aproximadamente 20 minutos

Porções: 4 pessoas

Ingredientes:

4 filés de salmão fresco

suco de 1 limão

2 colheres de sopa de azeite

1 dente de alho picado

1 colher de chá de tomilho seco

1 colher de chá de alecrim seco

sal e pimenta preta moída na hora

Preparação

Ligue a grelha e deixe aquecer. Misture numa tigela o sumo de limão, o azeite, o alho picado, o tomilho, o alecrim, o sal e a pimenta. Pincele os filés de salmão com a mistura de limão e ervas aromáticas. Coloque os filés de salmão na grelha e cozinhe por cerca de 5/7 minutos de cada lado, até que estejam cozidos, mas ainda suculentos por dentro. Sirva o salmão bem quente, acompanhado de uma rodela de limão e algumas ervas frescas.

BACALHAU ASSADO COM MOLHO TOMATE E AZEITONAS

Tempo de preparo: 20 minutos

Tempo de cozimento 40 minutos

Tamanho da porção: 4 pessoas

Ingredientes:

4 filés de bacalhau

500 g de tomate pelado

1 cebola picada

2 dentes de alho picados

1 pimenta malagueta picada

100 g de azeitonas pretas sem caroço

2 colheres de sopa de azeite

1 colher de sopa de vinagre de vinho tinto

sal e pimenta preta moída na hora

Preparação

Ligue o forno e aqueça-o a 200°C. Numa frigideira, aqueça o azeite em fogo médio. Adicione a cebola, o alho e a pimenta e cozinhe até ficar macio e translúcido. Adicione os tomates pelados à panela e cozinhe até ficarem macios. Adicione o vinagre de vinho tinto, as azeitonas pretas, o sal e a pimenta e misture bem. Disponha os filés de bacalhau numa assadeira. Despeje o molho de tomate sobre o bacalhau. Cubra a panela com papel alumínio e cozinhe por cerca de 30/40 minutos, até que o bacalhau esteja cozido e o molho de tomate reduzido e espesso.

TILÁPIA EMBALADA COM LIMÃO E ALCAPARRAS

Tempo de preparo: aproximadamente 20 minutos

Serve: 4 pessoas

Ingredientes:

4 filés de tilápia

1 limão cortado em rodelas finas

2 colheres de sopa de alcaparras

2 colheres de sopa de azeite

sal e moído na hora

Pimenta preta

Preparação

Ligue a grelha e deixe aquecer. Pincele os filés de tilápia com azeite e polvilhe com sal e pimenta. Enrole cada filé de tilápia em uma rodela de limão. Coloque os filés de tilápia na grelha e cozinhe por cerca de 4/5 minutos de cada lado, até ficarem cozidos e dourados. Sirva a tilápia bem quente, guarnecida com alcaparras e algumas rodelas de limão.

SALADA DE ATUM COM IOGURTE GREGO E ABACATE

Tempo de preparo: aproximadamente 20 minutos

Tamanho da porção: 4 pessoas

Ingredientes:

2 latas de atum em lata

1 abacate maduro

1 pimentão vermelho cortado em cubos

1 cebola roxa cortada em rodelas finas

1 cabeça de alface

4 colheres de sopa de iogurte grego

o suco de 1/2 limão

2 colheres de sopa de azeite

sal e pimenta preta moída na hora

Preparação

Corte o abacate em cubos e coloque-o numa tigela. Adicione o atum, a pimenta e a cebola. Adicione a alface à tigela e misture delicadamente. Em outra tigela, misture o iogurte grego, o suco de limão, o azeite, o sal e a pimenta para fazer o molho. Despeje o molho sobre a salada de atum e misture bem. Sirva a salada fria.

PENNE COM TOMATES

ALHO ASSADO

E AZEITE

Tempo de preparo:

aproximadamente 30 minutos

Serve 4 pessoas

ingredientes

500g de penne

500 g de tomate cereja

3 dentes de alho picados

4 colheres de sopa de azeite

1 ramo de manjericão fresco

sal e pimenta preta moída na hora

Preparação

Ligue o forno e aqueça-o a 200°C. Corte os tomates cereja ao meio e coloque-os numa assadeira. Adicione o alho, o azeite, o sal e a pimenta e misture bem. Cozinhe os tomates cereja no forno por cerca de 15/20 minutos, até ficarem macios e levemente dourados. Cozinhe o penne em uma panela com água e sal até ficar al dente. Escorra-os e coloque-os em uma tigela. Adicione os tomates cereja assados ao penne e misture bem. Adicione o manjericão fresco picado e misture novamente. Sirva o penne bem quente.

PENNE COM PESTO TOMATES E PARMESÃO

Tempo de preparo: aproximadamente 20 minutos

Tamanho da porção: 4 pessoas

Ingredientes:

500g de penne

1 xícara de folhas frescas de manjericão

1 dente de alho

1/2 xícara de parmesão ralado

1/2 xícara de pinhões

1/2 xícara de azeite

1 xícara de tomate cereja cortado ao meio

sal e pimenta preta moída na hora

Preparação

Cozinhe o penne em uma panela com água e sal até ficar al dente. Escorra-os e coloque-os em uma tigela. Num processador de alimentos, pique o manjericão, o alho, o parmesão e os pinhões. Aos poucos adicione o azeite, mexendo até obter um pesto liso e cremoso. Despeje o pesto sobre o penne e misture bem. Adicione os tomates cereja e misture novamente. Tempere com sal e pimenta e sirva o penne bem quente.

PENNE COM LEGUMES ASSADOS E QUEIJO FETA MAGRO

Tempo de preparo: aproximadamente 30 minutos

Serve 4 pessoas

Ingredientes:

500g de penne

2 abobrinhas cortadas em cubos

2 pimentões vermelhos cortados em cubos

1 cebola roxa cortada em cubos

2 colheres de sopa de azeite

1 xícara de queijo feta magro esfarelado

sal e pimenta preta

Preparação

Ligue o forno e aqueça-o a 200°C. Coloque as abobrinhas, os pimentões e a cebola em uma assadeira. Adicione o azeite, o sal e a pimenta e misture bem. Cozinhe os legumes no forno por cerca de 20/25 minutos, até ficarem macios e levemente dourados. Cozinhe o penne em uma panela com água e sal até ficar al dente. Escorra-os e coloque-os em uma tigela. Adicione os legumes assados ao penne e misture bem. Adicione o queijo feta esfarelado e misture novamente. Sirva o penne bem quente.

SALADA DE FEIJÃO PRETO E MILHO COM MOLHO DE LIMA

Tempo de preparo: aproximadamente 15 minutos

Porções: 4 pessoas

Ingredientes:

1 lata de feijão preto (cerca de 400 g)

1 lata de milho (cerca de 400 g)

1 pimentão vermelho cortado em cubos

1 cebola roxa picada

1 abacate maduro cortado em cubos

1/4 xícara de coentro fresco picado

2 colheres de sopa de azeite

2 colheres de sopa de suco de limão

1/2 colher de chá de cominho em pó

sal e pimenta preta moída na hora

Preparação

Lave e escorra o feijão preto e o milho e coloque-os em uma tigela grande junto com o pimentão, a cebola, o abacate e o coentro. Em outra tigela, misture o azeite, o suco de limão e o cominho. Adicione sal e pimenta a gosto. Despeje o molho na tigela de feijão preto e milho e misture bem. Sirva a salada fria.

SOUTIECOM LENTILHAS FRITADAS E LEGUMES

Tempo de preparação:

cerca de 45/50 minutos

Serve: 4 pessoas

Ingredientes:

1 xícara de lentilhas secas

2 colheres de sopa de azeite

1 cebola picada

2 cenouras cortadas em cubos

2 talos de aipo cortados em cubos

2 dentes de alho picados

1 folha de louro

4 xícaras de caldo de legumes ou água

sal e pimenta preta moída na hora

Preparação

Lave as lentilhas e coloque-as numa panela com água suficiente para cobri-las. Deixe ferver e deixe cozinhar por cerca de 20 minutos até ficarem macios, mas não muito macios. Escorra-os e reserve. Em uma panela grande, aqueça o azeite em fogo médio-alto. Adicione a cebola, a cenoura, o aipo e o alho. Cozinhe, mexendo ocasionalmente, por cerca de 10 minutos, até os legumes ficarem macios. Adicione a folha de louro e o caldo de legumes ou água e deixe ferver. Reduza o fogo e acrescente as lentilhas. Deixe cozinhar por cerca de 15/20 minutos, até o líquido reduzir e as lentilhas ficarem macias e macias. Adicione sal e pimenta a gosto. Sirva as lentilhas salteadas e os legumes bem quentes.

GRÃO-DE-BICO E CURRY VEGETAL

Tempo de preparo: aproximadamente 30 minutos

Serve 4 pessoas

Ingredientes:

1 cebola

2 dentes de alho

2 cenouras

2 abobrinhas

1 pimenta vermelha

1 pimentão amarelo

400g de grão de bico em lata

400ml de leite de coco

2 colheres de sopa de curry em pó

2 colheres de sopa de azeite

Sal e pimenta a gosto.

Preparação

Corte a cebola, o alho, a cenoura, a abobrinha e o pimentão em cubos. Numa frigideira grande, frite a cebola e o alho no azeite durante alguns minutos. Adicione as cenouras e os pimentões e cozinhe por 5/7 minutos. Adicione as abobrinhas e o grão de bico escorridos e enxaguados . Misture bem e cozinhe por mais 5 minutos. Adicione o curry, sal e pimenta e, em seguida, despeje o leite de coco. Misture bem e deixe cozinhar por mais 5/10 minutos até o molho engrossar. Sirva o curry quente acompanhado de arroz basmati ou pão naan.

SALADA DE TRÊS FEIJÕES COM MOLHO VINAGRETE

Tempo de preparo: aproximadamente 15 minutos

Serve 4 pessoas

Ingredientes:

400g de feijão preto em lata

400 g de feijão canelini em lata

400 g de feijão borlotti em lata

150g de milho doce em lata

1 pimenta vermelha

1 cebola roxa

2 colheres de sopa de coentro fresco picado

2 colheres de sopa de azeite

2 colheres de sopa de vinagre de vinho tinto

o suco de 1 limão

Sal e pimenta a gosto.

Preparação

Escorra e enxágue o feijão e o milho e coloque em uma tigela grande. Corte o pimentão e a cebola em cubos e coloque-os na tigela. Prepare o vinagrete misturando azeite, vinagre de vinho tinto, suco de limão, coentro picado, sal e pimenta. Despeje o vinagrete na tigela e misture bem. Deixe a salada descansar na geladeira por pelo menos 30 minutos antes de servir.

OMELETE DE ESPINAFRE E FETA

Preparação 15 minutos

ingredientes

para 2 pessoas

4 ovos

100g de espinafre fresco

50g de queijo feta

1 dente de alho

Azeite

Sal e pimenta

Preparação

Limpe os espinafres e corte-os em pedaços pequenos. Pique o queijo feta. Numa frigideira antiaderente frite o dente de alho num pouco de azeite. Adicione o espinafre e cozinhe por 5/7 minutos até murchar. Numa tigela, bata os ovos com uma pitada de sal e pimenta. Adicione o queijo feta à frigideira com o espinafre e misture bem. Despeje os ovos batidos na panela e cozinhe em fogo médio-baixo por cerca de 8/10 minutos até a omelete solidificar. Vire a omelete com uma tampa ou prato e cozinhe do outro lado por mais 5/6 minutos. Sirva quente ou frio.

OMELETE DE COGUMELOS E QUEIJO SUÍÇO

Preparação 16 minutos

ingredientes

para 4 pessoas:

8 ovos

300 g de cogumelos champignon

100g de queijo suíço

1 dente de alho

Azeite

Sal e pimenta

Preparação

Limpe os cogumelos e corte-os em rodelas finas. Rale o queijo suíço. Numa frigideira antiaderente frite o dente de alho num pouco de azeite. Adicione os cogumelos e cozinhe-os durante 8/10 minutos até ficarem macios e dourados. Numa tigela, bata os ovos com uma pitada de sal e pimenta. Adicione o queijo ralado à frigideira com os cogumelos e misture bem. Despeje os ovos batidos na panela e cozinhe em fogo médio-baixo por cerca de 8/10 minutos até a omelete solidificar. Vire a omelete com uma tampa ou prato e cozinhe do outro lado por mais 5/6 minutos. Sirva quente ou frio.

OMELETA BRANCA COM QUEIJO MAGRO E LEGUMES

Tempo de preparação:

cerca de 20/25 minutos

Porções para 4

Ingredientes:

16 claras de ovo

2 abobrinhas em cubos

2 pimentões vermelhos em cubos

2 cebolas picadas

1 dente de alho picado

100 g de queijo magro em cubos

1 colher de sopa de azeite

Sal e pimenta a gosto.

Preparação

Numa frigideira antiaderente, aqueça o azeite em fogo médio. Adicione a cebola e o alho e refogue até ficar macio e translúcido. Adicione as abobrinhas e a pimenta e cozinhe por cerca de 5 minutos, até ficarem macias. Adicione as claras, o queijo magro, o sal e a pimenta. Misture delicadamente. Cozinhe a omelete em fogo médio/baixo por cerca de 10 minutos ou até dourar no fundo. Vire a omelete com a ajuda de um prato ou tampa e cozinhe por mais 5/10 minutos, até dourar e ficar cozida.

OMELETA GREGA COM ESPINAFRE , TOMATE E QUEIJO FETA

Tempo de preparação

cerca de 25/30 minutos

Serve 4 porções

ingredientes

8 ovos

200g de espinafre fresco

2 tomates em cubos

100g de queijo feta esfarelado

1 cebola picada

1 dente de alho picado

1 colher de sopa de azeite

Sal e pimenta a gosto.

Preparação

Numa frigideira antiaderente, aqueça o azeite em fogo médio. Adicione a cebola e o alho e refogue até ficar macio e translúcido. Adicione o espinafre e cozinhe por cerca de 2/3 minutos, até murchar. Adicione o tomate e o queijo feta e misture delicadamente. Numa tigela, bata os ovos com sal e pimenta. Adicione os ovos à panela com os demais ingredientes e misture bem. Cozinhe a omelete em fogo médio-baixo por cerca de 10 minutos ou até dourar no fundo. Vire a omelete com a ajuda de um prato ou tampa e cozinhe por mais 5/10 minutos, até dourar e ficar cozida. Desfrute de sua refeição!

SALMÃO ASSADO
COM LEGUMES

Serve 4 pessoas

Tempo de preparação:

cerca de 30/35 minutos

Ingredientes:

4 filés de salmão fresco

1 pimentão vermelho picado

1 pimentão amarelo em cubos

1 cebola roxa picada

2 abobrinhas em cubos

2 dentes de alho picados

2 colheres de sopa de azeite

Suco de limão fresco

Sal e pimenta a gosto

Salsa fresca picada para enfeitar

Preparação

Pré-aqueça o forno a 200°C. Em uma tigela, misture o pimentão, a cebola, a abobrinha, o alho, o sal e a pimenta. Distribua os legumes numa assadeira e coloque os filés de salmão por cima. Tempere o salmão com suco de limão e azeite. Asse no forno pré-aquecido por cerca de 15/20 minutos ou até que o salmão esteja cozido e os legumes macios. Decore com salsa picada e sirva.

ATUM COM MOLHOS VERDES
E GRÃO DE BICO PURE

Tempo de preparação:

cerca de 20/25 minutos.

Porções para 4 pessoas

Ingredientes:

4 filés de atum fresco

400 g de grão de bico cozido

2 dentes de alho picados

2 colheres de sopa de azeite

2 colheres de sopa de água

1 ramo de salsa fresca

1 ramo de manjericão fresco

1 colher de sopa de alcaparras

2 filés de anchova

Sal e pimenta a gosto.

Preparação

No liquidificador, bata o grão de bico, o alho, o azeite, a água, o sal e a pimenta até ficar homogêneo. Em outra tigela, misture a salsinha, o manjericão, as alcaparras, as anchovas, o sal e a pimenta para fazer os molhos verdes. Aqueça uma frigideira antiaderente em fogo médio-alto e cozinhe os filés de atum por 2/3 minutos de cada lado ou até que estejam dourados por fora e rosados por dentro. Sirva os filés de atum acompanhados de puré de grão de bico e molhos verdes.

RECEITAS
SEGUNDO PRATOS

FRANGO ASSADO COM BATATAS E ALECRIM

Tempo de cozimento: 35/40 minutos

Serve 4 pessoas

Ingredientes:

4 peitos de frango sem pele

4 batatas médias

1 colher de sopa de azeite

2 dentes de alho picados

1 colher de chá de alecrim picado

Sal e pimenta preta a gosto

Preparação

Pré-aqueça o forno a 200°C. Corte as batatas em cubos e coloque-as numa assadeira junto com o frango. Numa tigela, misture o azeite, o alho, o alecrim, o sal e a pimenta. Despeje a mistura de azeite sobre os pedaços de frango e as batatas. Misture bem para distribuir uniformemente o tempero. Cozinhe por cerca de 35/40 minutos ou até que o frango esteja dourado e cozido. Servir quente.

GUISADO DE FRANGO E BATATA

Tempo de cozimento: 20/25 minutos

Serve 4 porções:

Ingredientes:

500 g de peito de frango cortado em cubos

4 batatas médias cortadas em cubos

1 cebola picada

2 cenouras em cubos

2 xícaras de caldo de galinha

1 colher de sopa de azeite

2 folhas de louro

Sal e pimenta preta a gosto.

Preparação

Numa panela, frite a cebola no azeite. Adicione o frango e refogue até dourar. Adicione as batatas, a cenoura, o caldo de galinha, o louro, o sal e a pimenta. Cubra e deixe ferver. Reduza o fogo e cozinhe por cerca de 20/25 minutos ou até que as batatas e as cenouras estejam macias. Servir quente.

FRANGO COM AMÊNDOAS COM ESPINAFRE

Tempo de cozimento: 20/25 minutos

Serve 4 porções:

4 peitos de frango sem pele

1/2 xícara de farinha de amêndoa

1/4 xícara de farinha

1/2 colher de chá de sal

1/4 colher de chá de pimenta preta

1/4 colher de chá de páprica

1/4 colher de chá de alho em pó

2 colheres de sopa de azeite

2 dentes de alho picados

6 xícaras de espinafre fresco

1/4 xícara de amêndoas fatiadas

Preparação

Numa tigela, misture a farinha de amêndoa, a farinha, o sal, a pimenta preta, o colorau e o alho em pó. Passe os peitos de frango na mistura de farinha de amêndoa e sacuda o excesso de farinha. Numa frigideira antiaderente, aqueça o azeite e o alho em fogo médio. Adicione os peitos de frango e cozinhe por 6/7 minutos de cada lado ou até dourar e estar cozido. Retire o frango da frigideira e reserve num prato coberto com papel alumínio. Adicione o espinafre na mesma panela e cozinhe por 2 a 3 minutos ou até murchar. Adicione as amêndoas fatiadas e cozinhe por mais 2/3 minutos ou até dourar levemente. Sirva o frango com espinafre e amêndoas fatiadas ao lado.

CURRY DE FRANGO COM VEGETAIS

Tempo de preparo: aproximadamente 30 minutos

para 4 pessoas

Ingredientes:

500 g de peito de frango cortado em cubos

1 pimentão vermelho picado

1 pimentão amarelo em cubos

1 cebola picada

2 cenouras em cubos

1 xícara de ervilhas frescas ou congeladas

1 lata de tomate em cubos

1 xícara de leite de coco

2 colheres de sopa de azeite

2 colheres de sopa de curry em pó

Sal e pimenta preta a gosto

Coentro fresco picado para decorar

Preparação

Numa panela grande, aqueça o azeite e frite a cebola até ficar translúcida. Adicione o frango e cozinhe até dourar. Adicione o pimentão, a cenoura, a ervilha e o tomate picado e misture bem. Adicione o curry em pó e misture bem até que os vegetais e o frango estejam completamente cobertos pelo curry. Adicione o leite de coco e deixe ferver. Abaixe o fogo e cozinhe por cerca de 15/20 minutos até que os legumes estejam cozidos. Tempere com sal e pimenta preta a gosto. Sirva quente guarnecido com coentros picados.

FRANGO COM LIMÃO COM ESPARGOS

Tempo de preparo: 10 minutos

Tempo de cozimento: 20 minutos

Porções: 4 pessoas

Ingredientes:

4 peitos de frango

2 colheres de sopa de azeite

1 dente de alho picado

1 limão, raspas raladas e suco

1/2 xícara de caldo de galinha

1 cacho de aspargos cortados em pedaços pequenos

Sal e pimenta a gosto.

Preparação

Pré-aqueça o forno a 200°C. Numa frigideira grande, aqueça o azeite em fogo médio e acrescente o alho picado. Cozinhe por um minuto. Adicione os peitos de frango e cozinhe por 5 minutos de cada lado, até dourar. Adicione as raspas de limão raladas, o suco de limão e o caldo de galinha. Deixe ferver, reduza o fogo e cozinhe por 5 minutos. Adicione os aspargos e cozinhe por mais 5 minutos, até que o frango e os aspargos estejam cozidos. Servir quente.

FRANGO GRELHADO COM ALCACHOFRAS E TOMATES

Tempo de preparo: 10 minutos

Tempo de cozimento: 20 minutos

Porção: 4 pessoas

Ingredientes:

4 peitos de frango

1 pote de corações de alcachofra , escorrido e cortado ao meio

1 xícara de tomate cereja

2 colheres de sopa de azeite

Suco de 1/2 limão

Sal e pimenta a gosto.

Preparação

Pré-aqueça a grelha em fogo médio-alto. Pincele os peitos de frango com azeite e polvilhe com sal e pimenta. Grelhe os peitos de frango por 6 a 7 minutos de cada lado ou até ficarem cozidos. Adicione os corações de alcachofra e os tomates cereja grelhados e grelhe por mais 5/7 minutos. Esprema o suco de meio limão sobre os peitos de frango no final do cozimento. Servir quente.

CACCIATORA DE FRANGO COM CENOURAS E AIPO

Tempo de preparo: aproximadamente 20 minutos

Tempo de cozimento: aproximadamente 45 minutos

para 4 pessoas:

Ingredientes:

4 coxas de frango, 2 cenouras

2 talos de aipo, 1 cebola

2 dentes de alho

2 colheres de sopa de pasta de tomate

1 copo de vinho tinto

1 xícara de caldo de galinha

1 raminho de alecrim

Azeite virgem extra

Sal e pimenta

Preparação

Em uma panela grande, aqueça o azeite extra virgem. Adicione as coxas de frango e frite dos dois lados até dourar. Retire as coxas de frango da frigideira e reserve. Na mesma panela, adicione a cebola picada, a cenoura e o aipo e refogue em fogo médio por 5 minutos. Adicione o alho picado e frite por mais um minuto. Adicione o purê de tomate e misture bem. Despeje o vinho tinto na panela e deixe evaporar. Adicione o caldo de galinha e o alecrim e deixe ferver. Volte as coxas de frango para a panela e cubra com a tampa. Cozinhe em fogo médio-baixo por cerca de 45 minutos ou até que o frango esteja cozido. Sirva quente com arroz branco.

FRANGO COM PIMENTOES COM ABOBRINHA

Tempo de preparo: aproximadamente 20 minutos

Tempo de cozimento: aproximadamente 30 minutos

Ingredientes para 4 pessoas:

Ingredientes:

4 peitos de frango

2 pimentões (1 vermelho e 1 amarelo)

2 abobrinhas

2 dentes de alho

2 colheres de sopa de azeite extra virgem

1 colher de sopa de orégano seco

Sal e pimenta

Preparação

Pré-aqueça o forno a 200°C. Lave e corte os pimentos em tiras e as abobrinhas em rodelas. Disponha os legumes numa assadeira e polvilhe-os com azeite virgem extra, sal, pimenta e orégano. Misture bem os legumes e leve ao forno por 20 minutos. Enquanto isso, em uma panela grande, aqueça uma colher de azeite extra virgem. Adicione os peitos de frango e cozinhe dos dois lados até dourar. Adicione o alho picado à frigideira e frite por um minuto. Retire os legumes do forno e distribua na assadeira junto com o frango. Misture tudo bem e cozinhe por mais 5/10 minutos. Servir quente.

PAPRIKA FRANGO COM CEBOLA E PIMENTÃO

Preparação: 15 minutos

Tempo de cozimento: 40 minutos

ingredientes

para 4 pessoas

4 peitos de frango

2 cebolas médias

2 pimentões vermelhos

2 colheres de sopa de azeite

2 colheres de sopa de páprica doce

1/2 colher de chá de sal

1/4 colher de chá de pimenta preta

1 xícara de caldo de galinha

Preparação

Corte as cebolas em rodelas finas e os pimentões em tiras. Em uma frigideira grande, aqueça o azeite em fogo médio-alto e doure os peitos de frango até dourar dos dois lados, cerca de 5 a 7 minutos de cada lado. Retire o frango da panela e reserve. Adicione a cebola e o pimentão na mesma panela e cozinhe por cerca de 5 minutos, até ficar macio. Adicione a páprica, o sal e a pimenta-do-reino e misture bem. Adicione o caldo de galinha e ferva por 12 minutos. Adicione o frango à panela e cubra com o molho. Reduza o fogo e cozinhe por cerca de 20 a 25 minutos ou até que o frango esteja cozido.

PERU COM ABOBRINHAS
E BERINGELAS GRELHADAS

Tempo de preparação:

apenas 30 minutos.

ingredientes

porções para 4 pessoas

4 fatias de peito de peru

2 abobrinhas médias

1 berinjela grande

1 dente de alho

Azeite virgem extra

Sal e pimenta

Preparação

Corte as abobrinhas e as beringelas em rodelas finas e grelhe-as numa frigideira quente ou na grelha até ficarem macias e ligeiramente carbonizadas. Numa frigideira antiaderente, doure o dente de alho com um fio de azeite virgem extra. Adicione as fatias de peito de peru e cozinhe até dourar e cozinhar. Adicione as abobrinhas e as beringelas grelhadas à frigideira com o peru, juntamente com um fiozinho de azeite virgem extra e uma pitada de sal e pimenta. Misture bem todos os ingredientes e cozinhe por 23 minutos para que os sabores se misturem. Sirva o peru com abobrinhas e beringelas grelhadas bem quentes, acompanhado de um acompanhamento de legumes da época ou de uma salada mista.

PERU ASSADO
COM LEGUMES

Tempo de preparação:

cerca de 50 minutos

ingredientes

para 4 pessoas:

4 peitos de peru

2 abobrinhas

1 berinjela

1 pimenta

1 cebola

2 dentes de alho

Azeite a gosto

Sal e pimenta a gosto

Preparação

Pegue uma assadeira e arrume os peitos de peru. Corte as abobrinhas, as beringelas e o pimentão em cubos e a cebola em rodelas finas. Adicione os legumes à assadeira com o peru. Pique os dentes de alho e polvilhe-os sobre os legumes e o peru. Tempere com sal, pimenta e azeite. Leve ao forno a 180°C por aproximadamente 40/45 minutos ou até que o peru esteja cozido e os legumes macios. Servir quente.

SALMÃO ASSADO
COM ESPARGOS

Tempo de preparo:

aproximadamente 25 minutos

ingredientes

para 4 pessoas:

4 filés de salmão de

aproximadamente 150 g cada

500 g de aspargos frescos

2 colheres de sopa de azeite

Sal e pimenta a gosto

1 limão

Preparação

Pré-aqueça o forno a 200°C. Lave os aspargos e corte as partes duras na base. Coloque-os numa assadeira e tempere com uma colher de azeite virgem extra, sal e pimenta. Misture bem para distribuir o tempero. Cozinhe os aspargos no forno por cerca de 10 minutos, até ficarem macios. Entretanto, lave os filés de salmão, seque-os com papel absorvente e tempere-os com sal, pimenta e sumo de meio limão. Transfira os filés de salmão para a frigideira com os espargos e regue com uma colher de azeite. Cozinhe por cerca de 12/15 minutos, até o salmão ficar dourado e cozido. Sirva o salmão com aspargos e decore com rodelas de limão.

ATUM GRELHADO COM TOMATES E ALCAPARRAS

tempo de preparo 25 minutos

ingredientes

para 4 pessoas:

4 filés de atum fresco

2 colheres de sopa de azeite

1 dente de alho picado

1 limão (suco e raspas)

1 xícara de tomate cereja cortado ao meio

1 colher de sopa de alcaparras

Sal e pimenta a gosto.

Preparação

Ligue a grelha e pincele com um pouco de óleo. Numa tigela, misture o azeite, os alhos picados, o sumo de limão e as raspas. Pincele a marinada sobre os filés de atum e adicione sal e pimenta a gosto. Coloque o atum na grelha e cozinhe por 3/4 minutos de cada lado, dependendo da espessura do filé. Enquanto isso, em uma panela em fogo médio-alto, doure os tomates cereja por 2/3 minutos, acrescente as alcaparras e cozinhe por mais 2/3 minutos. Sirva o atum com tomate cereja e alcaparras como acompanhamento.

ROBALO EM PAPEL COM ALCACHOFRAS E BATATAS

Tempo de preparo 50 minutos

ingredientes

para 4 pessoas

4 filés de robalo

4 alcachofras

4 batatas médias

2 dentes de alho picados

1 limão

1/2 copo de vinho branco

Azeite a gosto

Sal e pimenta a gosto.

Folhas de louro a gosto

Preparação

Pré-aqueça o forno a 200°C. Limpe as alcachofras e corte-as em rodelas finas. Descasque as batatas e corte-as em cubos. Numa tigela, misture as alcachofras, as batatas, o alho, o sumo de limão, o azeite, o sal e a pimenta. Divida a mistura de vegetais em 4 porções e coloque-as no centro de 4 folhas de papel manteiga. Coloque um filé de robalo em cima de cada vegetal misturado. Esprema o limão sobre os filés de robalo, acrescente um pouco de sal e pimenta, uma colher de azeite e algumas folhas de louro. Feche os pacotinhos e leve ao forno por cerca de 20/25 minutos. Retire do forno, abra o papel alumínio e sirva.

ESPETADOS DE CAMARÃO COM ABOBRINHAS E TOMATES

Serve 4 pessoas

Tempo de preparo: 20 minutos

Tempo de cozimento: 10/12 minutos

ingredientes

500 g de camarões descascados

2 abobrinhas médias

250 g de tomate cereja

1 dente de alho

2 colheres de sopa de azeite extra virgem

Sal e pimenta a gosto.

Preparação

Corte as abobrinhas em rodelas e lave os tomates cereja. Enfie os camarões, as rodelas de abobrinha e os tomates cereja nos espetos, alternando. Numa frigideira, frite o alho com azeite. Adicione os espetos e cozinhe em fogo médio por 5/6 minutos de cada lado. Tempere com sal e pimenta a gosto. servir quente.

FILÉS DE DOURADA COM LIMÃO COM ALCACHOFRA E SALADA DE ASPARGOS

Serve 4 pessoas

Tempo de preparo: 20 minutos

Tempo de cozimento: 20/25 minutos

ingredientes

4 filés de dourada

8 alcachofras

2 maços de aspargos verdes

2 limão

2 colheres de sopa de azeite extra virgem

Sal e pimenta a gosto.

Preparação

Limpe as alcachofras removendo as folhas externas duras e cortando-as em rodelas. Escorra-os por 10 minutos em água fervente e escorra. Lave os aspargos e corte-os em pedaços pequenos. Escalde-os durante 5 minutos em água a ferver e escorra-os. Corte o limão em rodelas finas. Coloque os filés de dourada numa assadeira e polvilhe-os com o sumo de meio limão, uma pitada de sal e pimenta. Coloque por cima as alcachofras e os espargos, junte as rodelas de limão e o azeite. Cubra a forma com papel manteiga e leve ao forno pré-aquecido a 180°C por 20/25 minutos. Sirva o peixe com os legumes e tempere com o restante sumo de limão.

LINGUADO ASSADO COM ALCACHOFRAS E SALSA

Tempo de preparo: 20 minutos

Tempo de cozimento: 30 minutos

Serve 4 porções:

4 Linguado

8 alcachofras

1 dente de alho

1 raminho de salsa picada

Azeite

Sal e pimenta

Preparação

Limpe as alcachofras, retire as folhas externas, retire a ponta e o caule e corte-as em gomos. Coloque as alcachofras em uma tigela com água e limão para evitar que escureçam. Enxágue a Linguado, seque com papel absorvente e salgue levemente. Numa frigideira frite o alho com azeite, junte as alcachofras e cozinhe por 5/10 minutos até ficarem macios. Pegue uma assadeira, unte com óleo e coloque o linguado sobre ela. Adicione as alcachofras à volta do linguado, polvilhe com salsa picada, tempere com sal e pimenta e regue com um fio de azeite. Leve a panela ao forno pré-aquecido a 180°C e cozinhe por cerca de 30 minutos, até o peixe dourar e as alcachofras ficarem macias.

PIMENTAS RECHEADAS COM QUINOA E LEGUMES

Tempo de preparo: 10 minutos

Tempo de cozimento: 30 minutos

para 4 pessoas:

Ingredientes:

4 pimentões grandes

1 xícara de quinoa

2 dentes de alho

1 abobrinha, 1 cebola

1 cenoura, 1 tomate

1 xícara de queijo ralado

Azeite

Sal e pimenta a gosto.

Preparação

Pré-aqueça o forno a 200°C. Lave os
pimentões, retire as tampas e retire as
sementes e os filamentos internos. Em uma
panela, cozinhe a quinoa conforme as
instruções da embalagem. Numa panela,
aqueça o azeite e frite a cebola e o alho
picados finamente. Adicione a cenoura e a
curgete cortadas em cubos e o tomate picado.
Adicione a quinoa cozida aos legumes e
misture bem. Tempere com sal e pimenta a
gosto. Recheie os pimentões com a mistura de
quinoa e vegetais. Disponha os pimentões em
uma assadeira e polvilhe com queijo ralado.
Cozinhe por cerca de 30 minutos, até os
pimentões ficarem macios e o queijo dourado
por cima. Servir quente.

ABOBRINHARECHEADAS COM RICOTA E ESPINAFRE

Preparação: cerca de 20 minutos

Cozimento: aproximadamente 30 minutos

Porções: 4 porções

Ingredientes:

4 abobrinhas

200g de espinafre fresco

200 g de ricota fresca

1 dente de alho

50g de parmesão ralado

Azeite virgem extra

Sal e pimenta

Preparação

Pré-aqueça o forno a 180°C (350°F). Corte as abobrinhas ao meio no sentido do comprimento e esvazie-as com uma colher de chá. Pique o alho e refogue numa frigideira com azeite virgem extra. Adicione o espinafre à frigideira e incline. Em uma tigela misture a ricota, o parmesão ralado, o espinafre e o alho. Tempere com sal e pimenta. Recheie as abobrinhas com a mistura obtida. Coloque as curgetes recheadas num tabuleiro e cozinhe durante cerca de 25/30 minutos, até ficarem macias ao toque com um garfo.

OMELETE DE ALCACHOFRAS E CEBOLA

Preparação: cerca de 20 minutos

Cozimento: aproximadamente 20/25 minutos

Porções: 4 porções

Ingredientes:

6 ovos

2 alcachofras

1 cebola

2 colheres de sopa de óleo

azeite extra virgem

Sal e pimenta

Preparação

Limpe as alcachofras, retirando as folhas exteriores e os espinhos, até obter o coração. Corte-os em fatias finas. Pique a cebola e frite numa frigideira com azeite virgem extra. Adicione as alcachofras à panela e cozinhe até ficarem macias. Numa tigela, bata os ovos com uma pitada de sal e pimenta. Adicione as alcachofras e a cebola aos ovos batidos e misture bem. Despeje a mistura na panela onde cozinhou as alcachofras e cozinhe em fogo médio-baixo por cerca de 10/12 minutos até ficar cozido. Vire a omelete em um prato e cozinhe do outro lado por cerca de 5/7 minutos. Servir quente.

SALADA DE ESPARGOS
COM OVOS COZIDOS
E AMÊNDOAS

Tempo de preparo: 15 minutos

Tempo de cozimento 20 minutos

Porções: 4

ingredientes:

450 gr. de aspargos, cortados

e corte em pedaços de 1 polegada

4 ovos cozidos e esquartejados

1/4 xícara de amêndoas fatiadas, torradas

2 colheres de sopa de azeite

1 colher de sopa de vinagre de vinho branco

1 colher de chá de mostarda Dijon

Sal e pimenta a gosto

Preparação

Em uma panela grande com água fervente com sal, escalde os aspargos por 23 minutos, até ficarem macios e crocantes. Escorra e lave com água fria. Em uma tigela pequena, misture o azeite, o vinagre, a mostarda, o sal e a pimenta. Em uma tigela grande, misture os aspargos com o molho. Divida os aspargos em quatro pratos e decore com os ovos cozidos e as amêndoas torradas.

TORTA DE ESPARGOS E RICOTA

Tempo de preparo: 15 minutos

Tempo de cozimento: 40 minutos

Porções: 4

Ingredientes:

1 massa de torta (caseira ou comprada em loja)

450 gr. Espargos , cortados em pedaços de 1 polegada

1/2 xícara de ricota

1/2 xícara de mussarela ralada

2 ovos, 1/4 xícara de leite, 1/4 colher de chá de sal

1/4 colher de chá de pimenta preta

1/4 parmesão ralado

Preparação

Pré-aqueça o forno a 375°F. Abra a massa de torta e coloque em uma forma de torta de 23 cm. Em uma panela grande com água fervente com sal, escalde os aspargos por 2/3 minutos, até ficarem macios e crocantes. Escorra e lave com água fria. Em uma tigela média, misture a ricota, a mussarela, os ovos, o leite, o sal e a pimenta. Disponha os aspargos na torta e regue com a mistura de ricota. Polvilhe o queijo parmesão por cima do bolo. Asse por 40 minutos, até a crosta dourar e o recheio ficar pronto. Deixe o bolo esfriar por alguns minutos antes de fatiar e servir.

COUVE-FLOR GRATINADA COM MOLHO DE TOMATE E MANJERICÃO

Tempo de preparo 45/50 minutos , serve 4 pessoas

Ingredientes:

1 cabeça de couve-flor, quebrada em florzinhas

2 xícaras de molho de tomate

1/4 xícara de manjericão fresco picado

1/2 xícara de parmesão ralado

1/2 xícara de pão ralado

2 colheres de sopa de azeite

Sal e pimenta a gosto

Preparação

Pré-aqueça o forno a 190°C. Cozinhe os floretes de couve-flor no vapor por cerca de 5 minutos ou até ficarem macios. Em uma tigela grande, misture o molho de tomate, o manjericão picado, o sal e a pimenta. Misture bem. Adicione a couve-flor cozida no vapor à tigela e misture bem. Transfira a mistura para uma assadeira. Em uma tigela separada, misture o parmesão ralado e a farinha de rosca. Misture bem. Polvilhe a mistura de pão ralado sobre a mistura de couve-flor. Regue com azeite. Asse no forno pré-aquecido por cerca de 20 a 25 minutos ou até dourar e ficar crocante por cima. Servir quente.

ALCACHOFRAS ROMANAS COM BATATAS

Tempo de preparo 10 minutos

Tempo de cozimento 45 minutos , serve 4 pessoas

Ingredientes:

4 alcachofras médias

4 batatas médias

1 limão

1/4 xícara de azeite

1/2 copo de água

Sal e pimenta a gosto

Preparação

Pré-aqueça o forno a 190°C. Lave as alcachofras e retire as folhas externas até chegar às folhas internas tenras. Corte a parte superior de cada alcachofra e corte o caule. Corte as batatas em rodelas. Numa tigela, misture o suco de um limão, o azeite, o sal e a pimenta. Misture bem. Mergulhe as alcachofras e as batatas na mistura de limão e óleo. Disponha os legumes em uma assadeira. Adicione 1/2 xícara de água no fundo do prato. Cubra o prato com papel alumínio. Cozinhe no forno pré-aquecido por aproximadamente 45/50 minutos ou até que as alcachofras e as batatas estejam macias. Retire o papel alumínio e cozinhe por mais 5/10 minutos ou até os legumes ficarem dourados na superfície. Servir quente.

ESPARGOS ASSADOS COM PRESUNTO E QUEIJO

Tempo de preparo: 10 minutos

Tempo de cozimento: 25 minutos

Porções: 4

Ingredientes:

450 gr. de aspargos, pontas duras cortadas

120 gr. de presunto em fatias finas, picado

100 gr. de queijo cheddar ralado

50 gr. de parmesão ralado

50 gr. xícara de pão ralado

1 colher de sopa de azeite

Sal e pimenta a gosto

Preparação

Pré-aqueça o forno a 375°F. Disponha os aspargos em uma única camada em uma assadeira. Deite o azeite sobre os espargos e tempere com sal e pimenta. Polvilhe o presunto sobre os aspargos. Em uma tigela separada, misture o queijo cheddar, o parmesão e a farinha de rosca. Polvilhe a mistura de queijo sobre o presunto e os aspargos. Asse por 25 a 30 minutos ou até o queijo derreter e borbulhar.

OMELETE DE ESPARGOS E BACON

Tempo de preparo: 10 minutos

Tempo de cozimento: 15 minutos

Porções: 4

ingredientes:

8 ovos

1 xícara de leite

450 gr. Espargos cortados em pedaços de 1 polegada

8 fatias de bacon picado

100g de queijo cheddar ralado

Sal e pimenta a gosto

1 colher de sopa de manteiga

Preparação

Em uma tigela, misture os ovos e o leite. Tempere com sal e pimenta. Em uma frigideira grande, cozinhe o bacon até ficar crocante. Retire com uma colher e ponha de lado. Adicione os aspargos à panela e cozinhe por 3 a 4 minutos até ficarem macios. Retire da panela e reserve. Derreta a manteiga na panela em fogo médio. Despeje a mistura de ovos e deixe cozinhar por 2/3 minutos até que as bordas comecem a endurecer. Adicione os aspargos e o bacon à metade da omelete. Polvilhe com queijo cheddar. Com uma espátula, dobre a outra metade da omelete sobre o recheio. Cozinhe por mais 2/3 minutos até o queijo derreter e o ovo ficar cozido. Servir quente.

CARNE FATIADA COM RUCOLA E TOMATES

Tempo de preparo 10 minutos

Tempo de cozimento 20 minutos

Serve: 4

Ingredientes:

500 gr. Lombo de vaca , em fatias finas

4 xícaras de rúcula fresca

1 xícara de tomate cereja, cortado pela metade

2 colheres de sopa de azeite

Sal e pimenta preta a gosto

Preparação

Aqueça uma frigideira grande em fogo médio-alto e adicione 1 colher de sopa de azeite. Tempere as fatias de carne com sal e pimenta, coloque na panela e cozinhe por 3 a 5 minutos de cada lado ou até dourar e cozinhar. Retire a carne da frigideira e deixe descansar. Em uma tigela grande, misture a rúcula e o tomate cereja com a colher de sopa restante de azeite. Sirva a carne em uma bandeja ou em pratos individuais, coberta com a mistura de rúcula e tomate.

GUISADO DE CARNE COM BATATAS E CENOURAS

Tempo de preparo: 20 minutos

Tempo de cozimento: 1 hora

Serve: 4

Ingredientes:

600 gr. de ensopado de carne bovina ,
corte em pedaços de 1 polegada

4 xícaras de caldo de carne

2 xícaras de água

1 cebola grande picada

4 dentes de alho picados

4 batatas médias, descascadas
e corte em pedaços de 1 polegada

4 cenouras médias, descascadas e

corte em pedaços de 1 polegada

2 folhas de louro

2 colheres de chá de tomilho seco

Sal e pimenta preta a gosto

Preparação

Em uma panela grande ou forno holandês, aqueça 1 colher de sopa de azeite em fogo médio-alto. Adicione a carne e cozinhe até dourar por todos os lados, cerca de 5 minutos. Retire a carne da panela e reserve. Adicione a cebola picada à panela e cozinhe até ficar macia, cerca de 5 minutos. Adicione o alho picado e cozinhe por mais um minuto.

Volte a colocar a carne na panela e acrescente o caldo de carne, a água, o louro, o tomilho, o sal e a pimenta. Deixe a mistura ferver, reduza o fogo e cozinhe, tampado, por 1 hora. Adicione as batatas e as cenouras picadas à panela e continue cozinhando, tampado, por mais uma hora, ou até que os vegetais estejam macios e a carne cozida. Retire as folhas de louro e sirva o guisado de carne quente, guarnecido com salsa picada se desejar.

CARNE E ESPARGOS EM UMA PANELA

Tempo de preparo: 10 minutos

Tempo de cozimento: 15 minutos

Serve: 4

Ingredientes:

500 gr. de lombo de vaca em fatias finas

1 cacho de aspargos frescos, lavados

e corte em pedaços de 2 polegadas

2 dentes de alho picados finamente

1 pimenta vermelha picada finamente
(opcional)

2 colheres de sopa de azeite

Sal e pimenta preta a gosto

Suco de meio limão

Salsa fresca picada para enfeitar

Preparação

Aqueça o azeite em uma frigideira grande em fogo médio-alto. Adicione o alho picado e a pimenta malagueta (se for usar) e refogue por cerca de 1 minuto. Adicione a carne fatiada à panela e cozinhe por 2 a 3 minutos de cada lado, ou até dourar e cozinhar ao seu gosto. Retire a carne da panela e reserve. Adicione os aspargos na mesma frigideira e refogue por cerca de 5/7 minutos ou até ficarem macios, mas ainda crocantes . Adicione o suco de limão à panela e misture bem. Retorne a carne para a panela e aqueça por cerca de 1/2 minuto. Tempere com sal e pimenta preta a gosto. Sirva a carne e os aspargos quentes, guarnecidos com salsa picada.

CARNE ASSADA COM ALCACHOFRAS E BATATAS

Tempo de preparo: 20 minutos

Tempo de cozimento: 1 hora

Serve: 4

Ingredientes:

500g de carne assada

100 gr. De corações de alcachofra , drenado e esquartejado

4 batatas médias, descascadas e corte em pedaços pequenos

4 dentes de alho picados

2 colheres de sopa de azeite

2 colheres de chá de tomilho seco

Sal e pimenta preta a gosto

Preparação

Pré-aqueça o forno a 190°C. Em uma assadeira grande, misture as batatas, os corações de alcachofra, o alho, o tomilho, o azeite, o sal e a pimenta-do-reino até ficarem bem revestidos. Coloque a carne assada por cima dos legumes na assadeira. Asse no forno pré-aquecido por cerca de 1 hora ou até que a carne esteja cozida ao seu gosto e os legumes estejam macios e crocantes. Deixe a carne descansar por cerca de 10 minutos antes de fatiar. Sirva o rosbife com as alcachofras assadas e as batatas como acompanhamento.

ALMÔNGUELAS DE CARNE COM ESPINAFRE

Tempo de preparo: 20 minutos

Tempo de cozimento: 25 minutos

Serve: 4

Ingredientes:

500 g de carne picada

1/2 xícara de pão ralado

1/4 xícara de leite

1 ovo

2 dentes de alho picados

1/4 parmesão ralado

1/4 xícara de salsa fresca picada

1/2 colher de chá de sal

1/4 colher de chá de pimenta preta

4 xícaras de folhas frescas de espinafre

1 colher de sopa de azeite

1 frasco (24 onças) de molho marinara

Parmesão ralado para enfeitar

Preparação

Pré-aqueça o forno a 200°C. Em uma tigela grande, misture a carne moída, o pão ralado, o leite, o ovo, o alho, o parmesão ralado, a salsa picada, o sal e a pimenta-do-reino até incorporar bem. Usando as mãos, molde a mistura em 16 almôndegas. Aqueça o azeite em uma frigideira grande que possa ir ao forno em fogo médio-alto.

Adicione as almôndegas à panela e cozinhe
por cerca de 5 a 7 minutos ou até dourar por
todos os lados. Retire a panela do fogo e
coloque as folhas de espinafre por cima das
almôndegas. Despeje o molho marinara sobre
o espinafre e as almôndegas. Asse no forno
pré-aquecido por cerca de 20/25 minutos, ou
até que as almôndegas estejam cozidas e o
espinafre murche . Sirva quente, decorado
com lascas de parmesão.

COSTELAS DE PORCO COM MAÇÃS E BATATAS

Tempo de preparo: 20 minutos

Tempo de cozimento: 60 minutos

Serve: 4

Ingredientes:

700 gr. Costelinha de porco cortada em pedaços para servir

4 batatas médias, descascadas e cortadas em pedaços

3 maçãs médias, sem caroço e cortadas em pedaços

1 cebola grande picada

2 dentes de alho picados

1/4 xícara de azeite

1/4 xícara de vinagre de maçã

1 colher de sopa de açúcar mascavo

1 colher de sopa de tomilho seco

Sal e pimenta preta a gosto

Preparação

Pré-aqueça o forno a 175°C. Em uma tigela grande, misture o azeite, o vinagre de maçã, o açúcar mascavo, o tomilho seco, o sal e a pimenta-do-reino. Adicione as costelas de porco à tigela e misture bem com a marinada. Em uma assadeira grande, coloque a cebola picada, as batatas e as maçãs. Coloque as costelas de porco marinadas por cima dos legumes na assadeira. Cubra bem a assadeira com papel alumínio.

Asse no forno pré-aquecido por cerca de 1 hora e 30 minutos ou até que a carne de porco esteja cozida e macia. Retire o papel alumínio da assadeira e leve ao forno por mais 10 a 15 minutos ou até que a carne de porco esteja dourada e crocante. Deixe a carne de porco descansar por cerca de 5 minutos antes de servir. Sirva quente, com batatas assadas e maçãs ao lado.

PORCO ASSADO COM AMEIXAS E CENOURAS

Tempo de preparo: 15 minutos

Tempo de cozimento: 60 minutos

Serve: 4

Ingredientes:

700 gr. de lombo de porco desossado

Sal e pimenta preta a gosto

1 colher de sopa de azeite

1 cebola picada

3 dentes de alho picados

1 xícara de ameixas sem caroço

1 xícara de caldo de galinha

1/4 xícara de mel

2 colheres de sopa de mostarda Dijon

1 quilo de cenouras, descascadas e cortadas em pedaços

Preparação

Pré-aqueça o forno a 190°C. Tempere o lombo de porco com sal e pimenta-do-reino por todos os lados. Aqueça o azeite em uma frigideira grande que possa ir ao forno em fogo médio-alto. Adicione o lombo de porco à panela e cozinhe por cerca de 5 minutos ou até dourar por todos os lados. Retire a carne de porco da frigideira e reserve num prato. Adicione a cebola picada e o alho picado à panela e refogue por cerca de 23 minutos ou até a cebola ficar translúcida.

Adicione as ameixas sem caroço, o caldo de galinha, o mel e a mostarda Dijon à panela e misture bem. Retorne o lombo de porco à panela e despeje o molho sobre a carne de porco. Adicione os pedaços de cenoura à frigideira ao redor do lombo de porco. Asse no forno pré-aquecido por cerca de 1 hora ou até que a carne de porco esteja cozida e macia. Deixe a carne de porco descansar cerca de 5/10 minutos antes de cortá-la. Sirva quente, decorado com salsa fresca picada, se desejar.

ESPETADOS DE PORCO COM LEGUMES GRELHADOS

Tempo de preparo: 20 minutos

Tempo de cozimento: 15 minutos

Serve: 4

Ingredientes:

450 gr. Lombo de porco cortado em cubos de 1 polegada

Sal e pimenta preta a gosto

1/4 xícara de azeite

2 colheres de sopa de vinagre balsâmico

1 colher de sopa de mel

1 colher de sopa de mostarda Dijon

2 dentes de alho picados

1 pimentão vermelho, sem sementes e cortado em pedaços

1 pimentão amarelo, sem sementes e cortado em pedaços

1 abobrinha cortada em pedaços

1 cebola roxa picada

8 espetos de madeira embebidos em água por pelo menos 30 minutos

Preparação

Pré-aqueça uma grelha ou assadeira em fogo médio/alto. Tempere os cubos de porco com sal e pimenta-do-reino por todos os lados. Em uma tigela pequena, misture o azeite, o vinagre balsâmico, o mel, a mostarda Dijon e o alho picado.

Enfie os cubos de carne de porco temperada
nos espetos de madeira embebidos, alternando
com os pedaços de pimentos, curgetes e cebola
roxa. Pincele os espetos com a marinada por
todos os lados. Grelhe os espetos na grelha
pré-aquecida ou na assadeira por cerca de 10
a 15 minutos ou até que a carne de porco
esteja cozida e os vegetais estejam
carbonizados e macios. Sirva quente,
guarnecido com salsa fresca picada ou
coentro, se desejar.

FILÉ DE PORCO COM MOLHO MOSTARDA E MEL

Tempo de preparo: 15 minutos

Tempo de cozimento: 25 minutos

Tempo total: 40 minutos

Serve: 4

Ingredientes:

4 filé de porco, sal e pimenta

2 colheres de sopa de azeite

2 colheres de sopa de mostarda Dijon

2 colheres de sopa de mel

1 colher de sopa de molho de soja

1/4 xícara de caldo de galinha

1/4 xícara de creme de leite

Preparação

Pré-aqueça o forno a 200°C. Tempere os filés de porco com sal e pimenta. Aqueça o azeite em uma frigideira grande em fogo médio-alto. Adicione os filés de porco e cozinhe por 2/3 minutos de cada lado até dourar. Transfira os lombinhos de porco para uma assadeira. Em uma tigela pequena, misture a mostarda Dijon, o mel, o molho de soja e o caldo de galinha. Despeje a mistura de mostarda sobre os lombinhos de porco. Cozinhe por 15 a 20 minutos ou até que os lombinhos de porco estejam cozidos. Transfira os lombinhos de porco para um prato de servir. Despeje o creme na panela e misture bem com o molho de mostarda. Cozinhe por mais 2/3 minutos ou até o molho engrossar. Despeje o molho sobre os filés de porco e sirva.

RECEITAS LATERAL

251

SALADA DE ESPINAFRE E MORANGO

Tempo de preparação: 15 minutos

Tempos de cozimento: 0 minutos

Doses para 4 Pessoas:

Ingredientes:

Espinafre fresco: 200 g

Morangos: 200g

Feta: 100g

Nozes sem casca: 50 g

Vinagre balsâmico: 2 colheres de sopa

Azeite virgem extra: a gosto

Sal a gosto

Pimenta conforme necessário

Preparação:

Lave bem os espinafres e seque-os. Lave os morangos, retire os talos e corte-os em rodelas. Esfarele o queijo feta. Descasque as nozes e pique-as grosseiramente. Em uma tigela grande, misture o espinafre, os morangos, o queijo feta, as nozes, o vinagre balsâmico, o azeite, o sal e a pimenta. Misture bem e sirva imediatamente.

LEGUMES GRELHADOS

Tempo de preparação: 10 minutos

Tempos de cozimento: 20 minutos

Doses para 4 Pessoas:

Ingredientes:

Pimentas: 2 (cerca de 400 g)

Berinjela: 1 (cerca de 300 g)

Courgette: 1 (cerca de 200 g)

Cebola: 1 (cerca de 100 g)

Azeite virgem extra: a gosto

Sal a gosto

Pimenta conforme necessário

Observação:

Preparação

Lave os legumes e corte-os em pedaços de tamanhos semelhantes. Disponha os legumes num tabuleiro forrado com papel manteiga. Regue com azeite, sal e pimenta. Asse em forno pré-aquecido a 200°C por 20 minutos ou até os legumes ficarem dourados e macios. Para os legumes grelhados, você pode usar qualquer tipo de vegetal de sua preferência. Os vegetais grelhados podem ser servidos quentes ou frios, como acompanhamento ou prato principal.

QUINOA COM LEGUMES

Tempo de preparo: 20 minutos

Tempo de cozimento: 20 minutos

Doses para 4 Pessoas:

Ingredientes

200g de quinoa

400 g de mistura de vegetais (por exemplo, abobrinhas, pimentões, berinjelas, cebolas)

2 colheres de sopa de azeite extra virgem

1 dente de alho

sal a gosto

pimenta a gosto

Manjericão fresco (opcional)

Preparação:

Lave a quinoa em água corrente para retirar a saponina. Em uma panela, cozinhe a quinoa em água fervente por cerca de 15 minutos ou até ficar macia. Entretanto, lave os legumes e corte-os em pedaços pequenos. Numa panela, aqueça o azeite e frite o alho por um minuto. Adicione os legumes e cozinhe por cerca de 10 minutos ou até ficarem macios. Sal e pimenta a gosto. Escorra a quinoa e junte aos legumes cozidos. Misture bem e sirva com manjericão fresco, se desejar.

FEIJÃO VERDE COZIDO NO VAPOR COM AMÊNDOAS TORRADAS

Tempo de preparo: 10 minutos

Tempo de cozimento: 10 minutos

Doses para 4 Pessoas:

Ingredientes

400 g de feijão verde

50 g de amêndoas sem casca

2 colheres de sopa de azeite extra virgem

1 colher de sopa de suco de limão

sal a gosto

pimenta a gosto

Preparação:

Lave o feijão verde e corte as pontas. Cozinhe o feijão verde no vapor por cerca de 10 minutos ou até ficar macio. Enquanto isso, torre as amêndoas em uma frigideira antiaderente por alguns minutos ou até dourar. Numa tigela, misture o feijão verde cozido, as amêndoas torradas, o azeite, o sumo de limão, o sal e a pimenta. Misture bem e sirva.

Dicas: Para um sabor mais intenso, você pode marinar os vegetais antes de cozinhá-los. Você pode usar qualquer tipo de vegetal que desejar para fazer a quinoa. Você pode adicionar outros ingredientes às amêndoas torradas, como passas ou pinhões. Feijão verde cozido no vapor com amêndoas torradas servido como acompanhamento.

SALADA DE PEPINO E TOMATES

Tempo de preparo: 15 minutos

Tempo de cozimento: 0 minutos

Doses para 4 Pessoas:

Ingredientes

2 pepinos médios (cerca de 400 g)

4 tomates médios (cerca de 500 g)

1 cebola roxa média (cerca de 150 g)

1/4 xícara (60 ml) de azeite de oliva extra virgem

2 colheres de sopa (30 ml) de suco de limão fresco

1 colher de sopa (15 ml) de vinagre balsâmico

1/2 colher de chá de sal fino

1/4 colher de chá de pimenta preta moída

1/4 xícara (60 g) de queijo feta esfarelado
(opcional)

1/4 xícara (60 g) de azeitonas pretas sem
caroço (opcional)

Preparação:

Lave bem os pepinos, os tomates e a cebola
roxa. Seque bem os legumes com um pano
limpo. Corte os pepinos ao meio no sentido do
comprimento e depois em rodelas finas. Corte
os tomates ao meio e depois em rodelas finas,
retirando as sementes. Corte a cebola roxa em
fatias finas. Em uma tigela grande, misture os
pepinos, os tomates e a cebola roxa. Tempere
com azeite virgem extra, sumo de limão,
vinagre balsâmico, sal e pimenta.

Mexa delicadamente para misturar bem o tempero. Adicione o queijo feta esfarelado e as azeitonas pretas, se desejar. Misture novamente e sirva a salada fresca.

Conselho:

Para um sabor mais intenso, você pode adicionar ervas frescas picadas, como manjericão, hortelã ou orégano, à salada.

BRÓCOLIS SALTEADO COM ALHO E LIMÃO

Tempo de preparação: 15 minutos

Tempos de cozimento: 10 minutos

Doses para 4 Pessoas:

Ingredientes:

1 Brócolis: 500 g

Alho: 8g

Suco de limão fresco: 15 ml

Azeite virgem extra: 20 g

Sal a gosto

Pimenta conforme necessário

Preparação:

Lave os brócolis com cuidado e corte-os em florzinhas. Em uma panela grande, aqueça o azeite extra virgem e frite o alho até dourar. Adicione os floretes de brócolis e cozinhe por cerca de 5 minutos, mexendo ocasionalmente. Adicione o suco de limão e cozinhe por mais 5 minutos ou até o brócolis ficar macio. Sal e pimenta a gosto. Sirva o brócolis salteado com alho quente e limão.

Conselho:

Para um sabor mais intenso, você pode adicionar uma pitada de pimenta em pó aos brócolis durante o cozimento. Brócolis salteado com alho e limão pode ser enriquecido com outros ingredientes, como bacon crocante, pinhão torrado ou ricota salgada. Este prato é uma excelente fonte de vitaminas e minerais.

ESPARGOS GRELHADOS COM LIMÃO E PARMESÃO

Tempo de preparo: 10 minutos

Tempo de cozimento: 10 minutos

Doses para: 4 pessoas

Ingredientes:

500g de aspargos lavados e com as pontas partidas

2 colheres de sopa de azeite

Raspas de 1 limão

Suco de 1/2 limão

Sal a gosto

Pimenta conforme necessário

Parmesão ralado para enfeitar

Fatias finas de limão para decoração (opcional)

Salsa fresca picada para enfeitar (opcional)

Preparação:

1. Prepare os Espargos: Lave os espargos e corte as pontas duras. 2. Marinar os aspargos: Em uma tigela grande, misture os aspargos com o azeite, as raspas de limão raladas, o suco de limão, o sal e a pimenta. Certifique-se de que os aspargos estejam revestidos uniformemente. 3. Grelhe os aspargos: Aqueça uma grelha ou frigideira antiaderente em fogo médio-alto. Coloque os aspargos na grelha e cozinhe por cerca de 45 minutos de cada lado, virando uma vez, até ficarem macios e levemente dourados.

4. Complete o prato: Transfira os aspargos grelhados para uma travessa. 5. Decore e sirva: Polvilhe os aspargos com bastante queijo parmesão ralado. Se desejar, decore com rodelas finas de limão e salsa fresca picada. Sirva os aspargos grelhados quentes como um acompanhamento elegante e saboroso

CONCLUSÃO

Obrigado por fazer esta jornada conosco pelo mundo da Dieta DASH. Esperamos que este livro tenha lhe proporcionado não apenas o conhecimento necessário para melhorar sua saúde, mas também a inspiração para adotar um estilo de vida mais saudável e equilibrado. A Dieta DASH não é apenas uma dieta; é um estilo de vida real que pode transformar seu bem-estar físico e mental. Ao longo dos capítulos deste livro, exploramos os benefícios científicos da Dieta DASH, oferecemos ferramentas práticas para o planejamento de refeições e compartilhamos receitas deliciosas e nutritivas. Esperamos que esses recursos tenham facilitado a adoção da Dieta DASH em sua rotina diária e tenham motivado você a fazer escolhas saudáveis para você e sua família.

Lembre-se de que cada pequeno passo em direção a uma melhor nutrição é um grande passo em direção a uma vida mais saudável.

A consistência é a chave para o sucesso e cada mudança positiva, por menor que seja, pode ter um grande impacto no longo prazo. Não se esqueça de ouvir o seu corpo, fazer exercícios regularmente e manter o equilíbrio entre mente e corpo. Convidamos você a compartilhar sua experiência com a Dieta DASH. Suas críticas e comentários são extremamente valiosos para nós e outros leitores.

Se você achou este livro útil, deixe um comentário e conte-nos como a Dieta DASH afetou sua vida. Suas palavras podem inspirar outras pessoas a seguir o mesmo caminho para uma saúde melhor. Obrigado mais uma vez por escolher a "Dieta DASH 2025" para guiá-lo em sua jornada para o bem-estar. Desejamos-lhe saúde, felicidade e sucesso contínuo em sua aventura com a Dieta DASH. Com gratidão,

[KLARLOCK]

www.ingramcontent.com/pod-product-compliance
Lightning Source LLC
Chambersburg PA
CBHW051735250726
48659CB00001B/81